京都桂病院　脳神経内科部長
　　　　　　　山本　康正　先生

御書評

　浅輪先生の24時間血圧測定研究のお仕事は大変歴史が長く、私が24時間血圧研究を始めたのが約27年前であるが、その頃医事新報に浅輪先生の論文が載っているのを拝見して、ここまでやっておられるのはどんな先生だろうと思っていた。
　その後親交を深めさせていただき、24時間血圧の長期予後予測能についてまとめられた冊子を頂いた。膨大なデータで大変貴重なものであるが、当時、国内の学会まして海外で評論される機会は必ずしも多くはなかったと聞いている。その頃より、今世紀に入ってますます24時間血圧関連の論文が増加し、今や高血圧領域の主要課題の一つとなっている。夜間血圧の下がらないnon-dipperや、さらに上昇しているriserは、予後が悪く心血管死亡が著しく高いことが確立されてきた。先生の冊子の膨大な症例はことごとく、その後の世の中の研究の展開を予想されていたといえる。

　そして今回、新たな出版がなされた。夜間高血圧がいかに悪いかが、詳細な症例提示とともに見事にまとめられている。私も、日中かなりの高血圧が続いてひやひやしても、夜間睡眠中にしっかり下がっている人を見るとホッとする。浅輪先生は循環器医であられnon-dipperと心血管死を結びつけておられるが、私は神経内科医としてnon-dipperが認知機能障害と関連していることを提唱し続けている。立場は変わっても、夜間血圧に関する考えは一致している。

はじめに

活動時超高血圧でも 睡眠時正常血圧であれば超長生き

◎ 睡眠時完全正常血圧の10年後の 死亡率7%

症例　62歳　女性のその後

'90.5.1　62歳　薬（－）　　99.4.15　71歳　薬（－）　　'15.1.19　87歳　薬（＋）

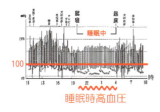

日中活動時超高血圧　　　日中活動時高血圧　　　日中活動時正常
睡眠時完全正常血圧　　　睡眠時完全正常血圧　　　睡眠時不完全正常血圧

◎ 睡眠時高血圧の10年後の 死亡率 62%

症例　68歳　男性

3年弱で死亡

睡眠時高血圧

① 医学において、最も基本のバイタルサインである血圧、脈がなんであるかを理解していないのが現状です。今は血圧と言えば、外来または家庭血圧の統計的平均で良し悪しが論じられている時代です。
　しかし、平均であれば、長生きするという保障はありません。あくまでも、平均であるにすぎないのです。
　ところが、昼間活動時にいくら血圧が高くても睡眠時に血圧、脈数がともに下降していれば、下降していない人よりも良く眠れていて、3〜9倍も長生きできると私は考えています。（本文参照）

睡眠時血圧は、誰でも、いつでも測るわけにはいきません。
　　　そこで、外来高血圧の方は、お酒を飲まない睡眠時直前に4回以上測って、その一番低い血圧、脈数で代用すれば良いと提案いたします。
　　　また、血圧というのは、ちょっとしたわずかの感情で、たいへん大きく上下しますので、マンシェットを装着した動作だけでも、30mmHgくらいは上昇しています。世の中の方々の多くは、そのことすら理解、考慮せずに血圧を論じています。
　　　そこで、血圧は全て4回以上測定して一番低い値で判断することを提案します。

② 外来血圧が正常（本文参照）であれば、睡眠時正常血圧（本文参照）になっているので合格。

③ 外来血圧の不合格者（本文参照）は、眠前血圧が正常であれば、睡眠時正常血圧になっているので合格。

④ 眠前血圧不合格者（本文参照）は、ABPM（24時間自動血圧計）を施行し、その異常者は睡眠時正常血圧になるように最善の努力が必要と考えます。

⑤ 日本ドック学会が高血圧学会より高めの適正血圧値を出しましたが、人は健診となると幾分緊張しますので、行き慣れた病院で計測するよりも高めになるのはあたりまえのことです。家庭血圧、病院血圧、健診血圧では、それぞれ血圧は変化します。
　　　ですから、どちらの適正血圧が正しいかということで最近のような騒ぎになったことは、両者とも、血圧は単なるバイタルサインにすぎないということを理解していない証しになったわけです。

⑥ 最も大事なことは、日中の統計ではなく、睡眠中の血圧が適切に下降していない日々が何年も続いている人は、良い睡眠がとれず結果的に早死にとなる事実を理解することでしょう。
　　　また、血圧と脈の本質をかみ砕いてしっかり理解したうえで、血圧というものは、このように解釈しなくてはならないというお話を実例を挙げて説明させていただきます。

⑦ しかも、人間の感情やストレスといった統計が取り難いことがらのほうが、血圧や寿命に、またアレルギーにですら大きく影響すると私は言いたいのです。

◎ 延べ1600人以上の ABPM測定結果を基に述べてまいります。
　　是非お読みいただいてご意見いただきますことを期待しております。

私の提言

1、ストレスが高血圧の最大要因。

2、高血圧の60%を占める本態性高血圧とは、ストレス性高血圧と推測。

3、塩による高血圧は、高血圧の単に一要因。‥‥‥（最低血圧高めで徐脈ぎみ）

4、睡眠時高血圧の人は非常に短命。

5、早朝時高血圧の人は短命と考えるのは軽率。‥（睡眠時正常血圧ならOK）

6、血圧は必ず4回以上測定して、その一番低い値を基準として判断。
　　（マンシェットを巻いた刺激だけで30mmHgくらいは上昇）

7、血圧が下降していても、最低血圧値より脈数が多い時は、まず脱水（塩分不足）があると考える。その他カルシウム拮抗剤や利尿剤の使いすぎ、飲酒後、入浴直後等を考える。

8、最低血圧が高いのは血流障害。

9、昨今の電気・テレビの影響によって「遅い夕食、肥えて寝不足、涸れた朝食」という傾向になっており、夕食から12時間以上も経った"パンとコーヒー"パターンの朝食が、昼食まで血液を凝縮させ、脳梗塞、心筋梗塞を発生させている頻度が非常に高い。

10、長寿も、またアレルギーですら、ストレスが大きく影響。

高血圧の人も塩分摂取が少なすぎるほうが問題

世界で最も有名な医学誌「Lancet」の2016年5月20日号にMente氏らが13万人調査して塩摂取による心血管イベント・死亡リスクの発生率を発表。

①低塩分摂取(7.5g/日)は高血圧症の人でも心血管イベント・死亡リスクが増大

②高血圧症でない人は塩分摂取量が多くても(15g/日)リスクは増大しない

●高血圧患者減塩（6g/日）治療したら、50例中29例に有害事象発生。
　　　　　　　（2016年5月　国際医療福祉大学　冨岡氏等）

目次

はじめに ……………………………………………………………… 1

私の提言 ……………………………………………………………… 3

第Ⅰ章　これが正しい血圧判断

序　血圧とはバイタルサイン！ …………………………………… 12

A　これが正常血圧変化 …………………………………………… 16

1　［血圧は、どの子供でも 200mmHg を越す］時がある！ ……… 16
（1）症例　16歳　女性（157cm　50kg）の日々 ………………… 16
（2）普通の刺激（ストレス）を受けて緊張している時 ………… 18
（3）浪人生－なんと模擬テスト時のほうが血圧は下がっている－ … 19

2　大人でも、誰でも 200 mmHg を越す時がある！ ……………… 20
（1）症例　52歳　男性（171cm　72kg）の日々 ………………… 20
（2）家庭にいる女性の日内血圧変化 ……………………………… 22

3　朝から血圧の低い社員ばかりでは会社は潰れる ……………… 23

4　正常血圧とは…長生きできる血圧のこと …………………… 25
（1）睡眠時は、酸素も糖分も消費が一番少ないのですから、
　　一日中で最も血圧・脈数ともに少なくならなければなりません … 25
（2）活動時血圧は、いくら高値になっても良い ………………… 25
（3）正常血圧とは、上がるべき時に上がり、
　　下がるべき時に下がる血圧のこと ……………………………… 25

5　昼寝時正常血圧型 ……………………………………………… 26

6　脈圧、血圧、脈数変化の基本 ………………………………… 27
（1）感情、緊張、興奮（ストレス）によって起こる血圧変化 … 27
（2）運動、活動時の血圧変化 ……………………………………… 28

7　種々な場合の血圧の変化 ……………………………………… 30
（1）お酒を飲んだら、10時間くらいは血圧はたいへん下がり、脈は増す!! … 30

（2）お酒を飲んでいる時でも騒いでいる時は血圧上昇 ……………… 31
　　（3）排便時 ………………………………………………………… 32
　　（4）入浴時 ………………………………………………………… 32
　　（5）パチンコ高血圧 …………………………………………… 33

補充編　自分を守るために血圧・脈は変化する …………… 35
　　（a）出血時 ………………………………………………………… 35
　　（b）一回拍動量が増大した時の脈圧変化 ……………………… 37
　　（c）一回拍動量が減少した時の脈圧変化 ……………………… 38
　　（d）脈圧∞拍動量（Stroke Volume）は
　　　　　最低血圧の位置を考慮する必要がある ………………… 39
　　（e）脈数は7拍変われば、心拍出量は10％変わる ……………… 39
　　（f）心拍数と脈圧、脈数の関係 ………………………………… 39
　　（別）血液循環の原理 …………………………………………… 40

B　これが異常血圧変化 …………………………………………… 42

1　過緊張型―ストレス高血圧 ……………………………… 44
　　（1）臓器保護剤睡眠時正常化高血圧 …………………………… 44
　　（2）時過ぎれば正常化となる強度高血圧 ……………………… 48
　　（3）長期高度ストレス高血圧・・・経理にケリがつかねば型 ……… 58
2　混合型（大多数の長期高血圧者） ……………………… 62
　　（1）長期高度睡眠時異常血圧：普通量の数倍の薬が効かない … 63
　　（2）脂質異常者、肥満者、糖尿病者、高飲酒者、
　　　　不整脈者でストレスのある人 ……………………………… 72
3　血管閉塞型 …………………………………………………… 73
　　（1）定義 …………………………………………………………… 73
　　（2）治療 …………………………………………………………… 75
4　塩分摂取過剰型 …………………………………………… 76
5　最低血圧低下型（拡張期低血圧症）65mmHg以下 ……… 78
　　（1）大動脈拡大…弾力低下（硬化） …………………………… 78
　　（2）脱水症・塩分（電解質）不足　（最低血圧より脈が多い）… 79
　　（3）飲酒した時（前述） ………………………………………… 80

（4）夏の暑さで血管拡張（前述） ………………………………………… 80
　　（5）カルシウム拮抗剤・利尿剤の使いすぎ、睡眠剤の使いすぎ ……… 80
　　（6）特殊例 ……………………………………………………………… 80
　6　"今、塩分が多いか少ないか" 分かる血圧と脈 ……………………… 82

C　睡眠時血圧が生死を分ける ……………………………………… 84

　1　睡眠時血圧が正常化しないと早死に ………………………………… 84
　　睡眠時最高血圧が100mmHg前後、
　　　　　最低血圧が60mmHg台にならない時 ………………………… 84
　2　睡眠時血圧が下降していれば長生き ………………………………… 94
　　（1）日中超高血圧でも、睡眠時正常血圧であれば長生き …………… 94
　　（2）日中超高血圧でも、睡眠時最高血圧が下降していれば
　　　　　服薬しなくても元気 ……………………………………………… 95
　　（3）昼夜高血圧でも、上手に薬を使って睡眠時血圧を下げておくと長生き …… 95
　　（4）年齢とともに変わる血圧変化!!（その症例1） …………………… 96
　　（5）年齢とともに変わる血圧変化!!（その症例2） …………………… 97
　　（6）年齢とともに服薬強化して睡眠時血圧を正常に近づける ……… 98
　　（7）正常血圧者も高齢で睡眠時高血圧 ………………………………… 99
　　（8）超高齢者でも苦難の生活は活動時高血圧 ………………………… 99
　　（9）低血圧者も高齢とともに睡眠時高血圧 …………………………… 99
　3　10年後の睡眠時正常血圧者と異常血圧者の死亡率 ………………… 100

どちらがお好き？
　　学会ではどちらのグラフがふさわしいかもう一度考えてみてほしい　107

D　最も意味のある血圧測定 …………………………………………… 108

　1　外来血圧測定とその判断 ……………………………………………… 108
　　（1）外来最低血圧測定注意事項 ………………………………………… 108
　　（2）外来血圧測定図とその説明 ………………………………………… 109
　2　眠前血圧を4回測れ（外来血圧異常者） …………………………… 113

（1）足が布団に入りかかっている時に血圧測定します ……………… 113
　　（2）測定時は4回以上測って一番低い最低血圧と脈で判断します …… 114
　　（3）朝の血圧は、その日の意気込みを推察します ……………… 114
　　（4）眠前血圧判定 ……………… 115
　3　自動血圧測定（眠前4回測定異常者） ……………… 116
　4　朝は誰でも血液が濃くなっている！ ……………… 117
　5　血圧が上がると血管が収縮して血管内容積が減少し、
　　　血液が濃くなる！ ……………… 117
　6　外来血圧で朝食量を判断 ……………… 118

E　高血圧の薬物療法と血圧の変化 ……………… 120

　1　薬物療法 ……………… 120
　　〈Ⅰ〉ARB剤・ACE阻害剤・・・ストレス緩和剤 ……………… 120
　　〈Ⅱ〉カルシウム拮抗剤（朝） ……………… 121
　　〈Ⅲ〉利尿剤 ……………… 122
　　〈Ⅳ〉β−ブロッカー ……………… 122
　　〈Ⅴ〉コレステロール治療剤 ……………… 122
　　〈Ⅵ〉抗尿酸治療剤 ……………… 122
　　〈Ⅶ〉抗血小板剤・抗凝固剤 ……………… 122
　　〈Ⅷ〉糖尿病・腎障害の人は、それぞれの治療を加えてください …… 122
　2　薬物による高血圧変化 ……………… 124
　3　漢方薬併用療法 ……………… 126
　4　カルシウム拮抗剤の代償性頻脈および睡眠時高血圧 ……………… 126
　5　血圧が低い人でもARB剤・ACE阻害剤投与で二段脈解消 ……… 131
　6　低血圧者にも活動時ACE阻害剤を投与 ……………… 132
　7　動脈硬化が強い心不全（心拡大、VPC、T-change）には
　　　ARB剤+少量のカルシウム拮抗剤が良好 ……………… 133
　8　ARB剤 ……………… 134
　9　一万歩／日で投薬より効果あり ……………… 135

10　好きな庭園で力仕事を3時間した日は、
　　　薬を服用し怠けていた場合より睡眠時血圧良好 ……… 135

F　最適な治療とは ……………………………………… 136

　（1）血圧は下げたら良いというものではない！ ………… 136
　（2）運動の大切さ ………………………………………… 137

G　めまいと頭痛について …………………………… 140

　（1）脳に酸素とブドウ糖が不足するとめまいがおこる ……… 140
　（2）めまい・しびれ・頭痛は ……………………………… 141
　（3）よく寝ていないと、血圧が下がった瞬間に脳が血管を収縮させて、
　　　血圧を上げる脳神経血管反応ができません。
　　　早寝して良眠をとってください。 ………………… 141
　（4）デスクワークのような、じっとしていて動かない生活は、
　　　下半身に血液が集まって脳貧血を起こして、めまい、ふらつき、
　　　頭痛の原因になることがあります。 ………………… 141
　（5）血管収縮不全 …………………………………………… 142
　（6）腹八分目が血液量を増やす ………………………… 143
　（7）水分やお茶だけをこまめに摂ることは危険 ……… 143

減塩；とんでもない ……………………………………… 144

第Ⅱ章　長寿：漬物も上手に食べなきゃ

　（1）47都道府県別平均寿命 ……………………………… 147
　（2）塩は寿命を縮めるでしょうか？ …………………… 148
　（3）長野県人の生活　〜1日7回 お茶と漬物〜 ……… 150
　（4）塩を恐れてなめないよりも、
　　　必要に応じて適切に摂取するほうが長生き ……… 150
　（5）長野県の子供への教え ……………………………… 154
　（6）長寿の主因はストレス回避と先に希望が見えること ……… 155
　（7）一人当たりの医療費 ………………………………… 159

（8）ところで ……………………………………………… 160
　　　附1　ストレス回避策 …………………………………… 161
　　　附2　血圧を下げる ☆★カリウム含有量★☆ …………… 162
　　　減塩推奨説に対する反論 ………………………………… 163

第Ⅲ章　あなたも、あなたも、アレルギー

1　アレルギー症状は抗原よりもその人の元気さで決まる …… 166
　（1）大きなストレスは全抗体価（RAST値）を10倍以上に跳ね上げる … 166
　（2）抗体価は月によって、年によって大きく変わる ………… 167
　（3）元気さは抗体価を下げる ………………………………… 168
　（4）生活習慣との関係 ………………………………………… 169
　（5）IgE値が正常でもアレルギー症状がある ……………… 169
　（6）いつでも喘息を起こしているわけではない …………… 170
　（7）スポーツ等に夢中になっている時はアレルギー症状は出にくい … 170
　（8）漢方薬の効果 ……………………………………………… 171
　（9）太陽とホルモンの関係 …………………………………… 171
　(10) 世の中のアレルギー解釈の誤り ………………………… 171
2　結論・・・極論を申します ……………………………………… 172
3　したがって、アレルギーを克服するためには、
　　　"気力・体力が出る生活を心がけねばならない" ………… 173

　　　附1，2，3 ………………………………………………… 174

編集後記 ………………………………………………………… 177

浅輪喜行プロフィール …………………………………………… 178

第Ⅰ章

これが正しい血圧判断

序　血圧とはバイタルサイン！
A　これが正常血圧変化
　　補充編　自分を守るために血圧・脈は変化する
B　これが異常血圧変化
C　睡眠時血圧が生死を分ける
D　最も意味のある血圧測定
E　高血圧の薬物療法と血圧の変化
F　最適な治療とは
G　めまいと頭痛について

序　血圧とはバイタルサイン！

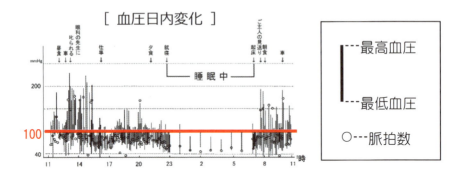

A) <u>最高血圧 & 脈圧</u> ≒ <u>興奮度</u>（緊張度・ストレス度）
　（収縮期血圧）
　　　　誰でもほぼ毎日200mmHgを超えることがある

B) <u>最低血圧</u> ≒ <u>血流抵抗度</u>
　（拡張期血圧）
　　　　普通は65〜75mmHg

① 　緊張や血栓で血管内腔が狭くなって、また腎不全によるNa貯留で上昇する人。
② 　①とは逆に、老化によって血管収縮しなくなり、最低血圧が低くなりっぱなしの人や、脱水によって一定の最低血圧（60〜70mmHg）を保てなくなった人。
　また、心病変のある人は最低血圧が低くなりすぎることがあります。
③ 　最低血圧の統計をとると、①と②が混在してくるので、その統計は意味がないということになっています。しかし、各人の脈数に対する最低血圧の位置はたいへん重要です。
　　　最低血圧のほうが最高血圧より、<u>重要な意味があります。</u>

C) <u>脈拍数</u> ≒ <u>脳酸素必要度</u>
　　脳や体に充分な酸素供給が行われるように、細胞（特に脳）の<u>酸素必要量に応じて脈圧では不足の分を心拍数で加減</u>しています。

血圧が下がって脳貧血を起こしそうな時は、心拍数を増やして血液量を増やします。その結果、最低血圧よりも脈が多くなってきます。
　したがって、最低血圧の位置に対する脈拍数の位置関係は、重要な意味をもっています。世の中は、おそらくこのことに気づいていないでしょう。

D) 早朝血圧 ≒ その日、その時の興奮度・元気度を示す

　早朝高血圧が問題視されることがありますが、朝起きて「あれをしよう、これをしよう」ともがけば、誰でも高血圧になっています。
　無論、道路に出ている時、また自転車に乗っている時は、もっと上昇し、200mmHg以上になります。
　このような時に、血管や心臓に異常のある人は、急変することが起こってあたりまえのことです。疾病のある方は、道路に出る時や、朝起き上がる時は気をつけてください。
　ですが、そのような病変のない人は、血圧も朝から上昇させて大いに活動し、活気ある毎日を送ってください。そのほうが長生きできます。早朝血圧が低い人ばかりであれば、活気がなくなり会社も研究室も潰れ、社会も潰れてしまいます。
　無論、このような時でも、睡眠時は正常血圧になっていなければ、長生きできません。

E) 睡眠時血圧 ≒ 脳の安心度：寿命がわかる

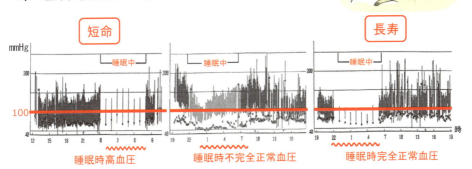

　睡眠時最高血圧が100mmHg前後、最低血圧が60mmHg台、脈拍数が最低血圧の少し下くらいにある人は、全くこのようにならない人に比べて、10年後の生存率が約9倍も高いのです。（後述参照のこと）

F）心拍出量の変化を判断

最高血圧 ＝ 最低血圧 ＋ 脈圧 （Pulse pressure）
　　　　脈圧 ∞ 1回心拍動量 （Stoke volume）
　　　　脈圧 × 脈数 ∞ 心拍出量 （Cardiac output）

※ 心拍出量の絶対値は分かりませんが、心拍出量が増えたか、減ったかの変化は、脈圧と脈数を眺めれば分かります。

※ 最高血圧よりも、脈圧と最低血圧の方が意味があります。

A　これが正常血圧変化

1　〔血圧は、どの子供でも200mmHgを越す〕時がある！
・・・知らなかったでしょう？

（１）症例　**16歳　女性**（157cm　50kg）の日々

　㋑　**活動している日**（時々200以上になる）
　　　緊張（ストレス）で高血圧になる

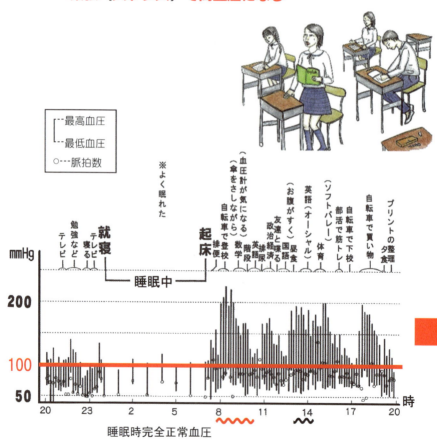

睡眠時完全正常血圧

※ 16歳の子でも、自転車に乗っている時は、200mmHg以上に上昇している。（〰〰の部分）

※ 立たされて、英語を読んでいる時は、180〜200mmHg。（〰〰の部分）

> ※ ところが睡眠中は最高血圧100mmHg前後、最低血圧50〜60mmHg台、脈はその少し下。（重要）

◻ 同症例の**家で一日中寝転んでいる日**

※ 雨降りの休日で昼間も寝転んでゴロゴロしている時は、一日中睡眠時血圧と同じに推移します。

> ※ 睡眠中は最高血圧100mmHg前後、最低血圧50〜60mmHg台、脈はその少し下。

※ **イ**◻の結果、**イの日中の高血圧は、単に緊張・興奮によるものとわかる。**

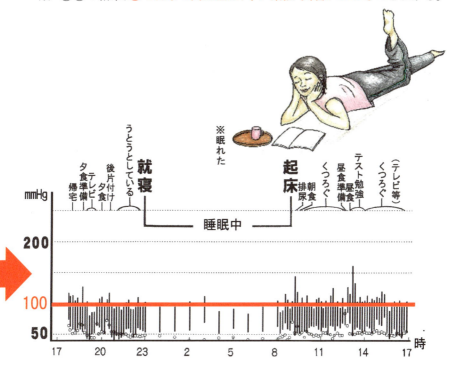

（2）普通の刺激（ストレス）を受けて緊張している時

症例　16歳　男性　（173cm　72kg）

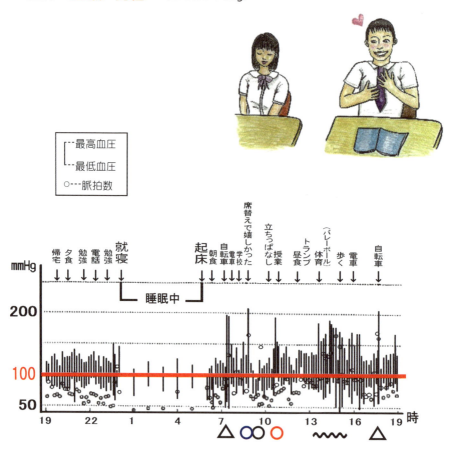

※　席替えで、好きな女子の隣になって210mmHg（○の部分）
　　そのうちに居眠りして90mmHg（●の部分）
　　その後叱られ立たされ190mmHg（○の部分）

※　バレーボール球技で180mmHg／40mmHg（〜〜の部分）
　　登下校のための自転車通学時　200mmHg／60mmHg（△の部分）

（３）浪人生
― なんと模擬テスト時のほうが血圧は下がっている ―

症例　20歳　男性（170cm　68kg）

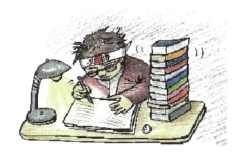

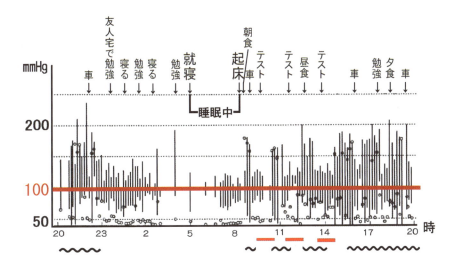

※　模擬テスト中のほうが、かえって心が落ち着いて血圧上昇がない。（ ━━━ の部分）

※　その他の時間帯のほうが、もっと勉強しなくてはならないという不安から高血圧（ストレス）が続いている。（ 〜〜〜 の部分）

2 大人でも、誰でも200mmHgを越す時がある！

（1） 症例　52歳　男性（171cm　72kg）**の日々**

　㋑ **活動している日　　活動時高血圧**

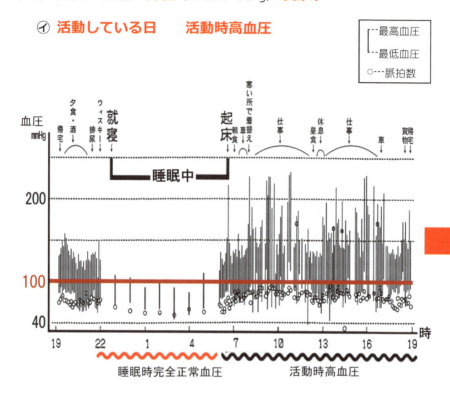

　〰〰部、活動時高血圧は緊張や興奮で上がっています。（ストレス）

★　睡眠中は最高血圧100mmHg前後、最低血圧60mmHg台、脈はその少し下。（〰〰 の部分）

◎ 同症例の活動していない日　　活動時無変化血圧

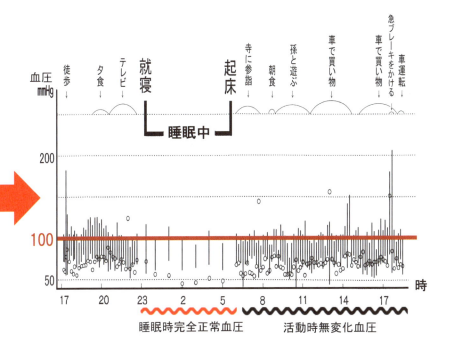

★　休日は、家でゴロゴロしていれば、日中も睡眠時も血圧は上昇しない。

〔健康な人は、子供さんの日内変動と何ら変わりありません〕

（２） 家庭にいる女性の日内血圧変化

症例　**51歳　女性**　（158cm　44kg）主婦

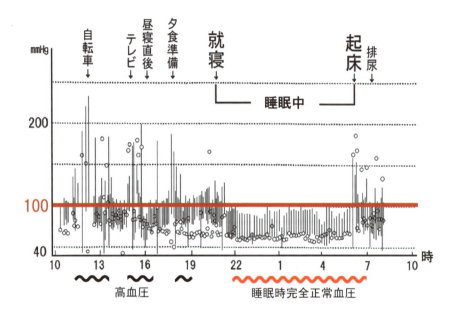

※　自転車に乗っている時は230mmHg
※　姑さんが嫁さんの作った食事を食べている時は180mmHg
※　起き上がる瞬間は170mmHg

★　血圧・脈は、人間が活動や緊張に必要な血液を細胞に送る姿である。
　　　　　　　　　　　　　　　　（酸素）

3 朝から血圧の低い社員ばかりでは会社は潰れる

① 一般的に、血圧の見方は、まだなかなかよく理解されてはいません。
　心臓が一日十万回、大動脈に血液を送り出す量は、その時の頭・体の活動量や緊張度によって、酸素必要量等が変わりますので、その十万回とも、脈圧および脈数と血圧は違っています。それを、例えば、「自分の血圧はいつも 120 と 70 だ」と思っておられる方がいますが、たいへんな誤りです。

② 脈圧（血圧）、脈数はあなたの頭と体の活動量によって常に変わっています。あなたの測られた血圧は、あなたのどういう状態の時の血圧かが重要です（朝とか昼とか夕とかいった時間は関係がありません）。
　一般的に家庭血圧と言いますが、どういう時の家庭血圧かで意味が異なってきます。

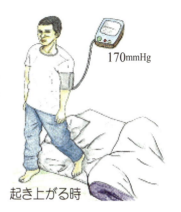

170mmHg

起き上がる時

③ 血圧はなぜ上がっているのか、また、脈はなぜ最低血圧（値）より多くなったのか、少なくなったのかを考えてみてください。血圧、脈圧、脈は全てバイタルサインですから原因があり、必要に応じて変動しているのです。

※ 例えば、先に述べましたように、一般的に血圧が低いと思われている方（上が 100、下が 70 くらいの方）でも、道路を自転車で走っている時に、後ろから車の音が聞こえると、最高血圧が 240〜250mmHg に跳ね上がります。

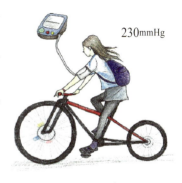

230mmHg

※　また、夢中になってテレビを見ている時は、最高血圧は170mmHg くらいに上がりますが、面白くない眠くなるようなテレビを見ている時は、上の血圧が100mmHg 以下に落ちたりします。

※　さらに、お金を計算している時などは、どなたでも非常に上がります。

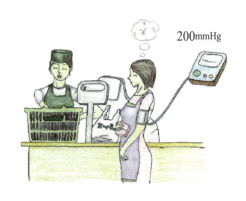

※　やはり人間も動物ですので、ご飯を食べる前などは少し興奮気味で、30mmHg ほど上がり、食べ終わると、ホッとして下がります。

※　姑さんが嫁さんの作った御飯を食べる時は、170mmHg くらいに上がりますよ。

※　また、排便時など、力んでいる時はぐっと上がりますが、出てしまった後は血圧もストンと落ちます。このように、血圧は常に変わっているものなのです。

※　朝から血圧の低い社員ばかりの会社は潰れます。ものを考えたり、活発に活動していれば180〜200mmHg に上がります。

※　5時から男。ある公務員は午後5時の退社から元気が出て血圧が上がります。

血圧が常に変化しない人が異常です。
どういう状態の時の血圧であるかが重要なのです。

4　正常血圧とは・・・長生きできる血圧のこと（後述）

睡眠時の　最高血圧が100mmHg前後　｝
　　　　　最低血圧が60mmHg台　　　｝になること
　　　　　脈数は最低血圧の少し下　　｝

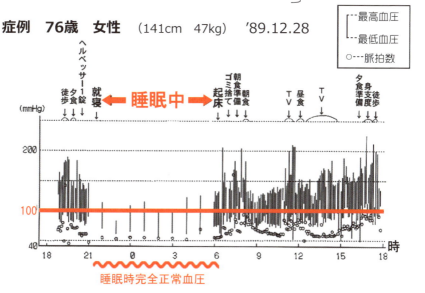

症例　76歳　女性　（141cm　47kg）　'89.12.28

（1）　睡眠時は、酸素も糖分も消費が一番少ないのですから、一日中で最も血圧・脈数ともに少なくならなければなりません
　　（このような日が、少なくとも週2日以上あることが望ましい）

（2）　活動時血圧は、いくら高値になっても良い
　　（ただし、長時間連続高度高血圧は過労になる）

（3）　正常血圧とは、上がるべき時に上がり、下がるべき時に下がる血圧のこと

　　上がるべき時に上がっていなければ、本人も鬱状態になり、会社も潰れ、社会も潰れてしまうでしょう。

　　ものを考え、行動し、働く時には、より多い（血圧）脈圧・脈数が心拍出量を増やすために必要です。

以上を満たせば長生きできます。（後述）

5 昼寝時正常血圧型

症例　73歳　女性　（158cm　72kg）　'99.4.6

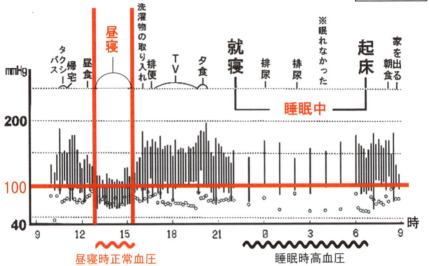

　夜間睡眠中は高血圧であるが、昼食後の昼寝中は、理想血圧と脈になっている。（ 〰〰 の部分）
　その他の時間は、緊張・興奮で高血圧になっているということになります。

★　このタイプは、一応睡眠時正常血圧に入るでしょう。夜間睡眠時正常型より予後は悪いでしょうが、睡眠時異常血圧の人よりは、予後はマシでしょう。

◎　私の申します睡眠時正常血圧とDipper型とは重なる部分が多いのですが、Dipper型というのは"活動時に対する落下度"を言っているのに対し、私が申す睡眠時正常血圧とは"活動時血圧には全く関係ない"ということです。

6 脈圧、血圧、脈数変化の基本

（1）感情、緊張、興奮（ストレス）によって起こる血圧変化

① ストレスを感じている時 ─┬ イ）仕事が上手くいかない時
　　　　　　　　　　　　　　├ ロ）職場で嫌なことがあった時
② 急いでいる時　　　　　　├ ハ）対人関係で緊張が高まっている時
③ 運動している時　　　　　└ 二）金銭的な悩み
④ 寒さ
⑤ 危険を感じた時
⑥ 疼痛を感じている時
⑦ 体の臓器に異常がある時 ─┬ 脳でも、肝臓、腎臓、眼、耳でも、その臓
　　　　　　　　　　　　　　│ 器のために血圧を上げ、血流を増やして、
⑧ 仕事で夢中になっている時 └ 治癒させようとしている姿である。
⑨ 嬉しくて興奮している時

症例　75歳　男性　　'89.11.16　　**泥棒が入ったかな？**
（165cm　53kg）

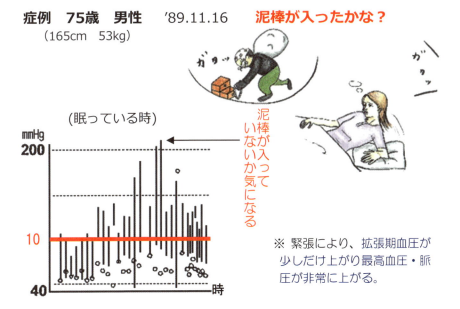

※ 緊張により、拡張期血圧が
　少しだけ上がり最高血圧・脈
　圧が非常に上がる。

　緊張した時は特に、酸素をより必要とします。脳は、瞬時にして脳・筋肉などに酸素が行き渡るようにノルアドレナリンを多量に出して血管を収縮させ、血圧・脈圧を急上昇させます。全身の毛細血管の網目から瞬時に酸素とブドウ糖が各細胞に行き渡るようにして、身の危険に対処できるようにします。

（２）運動、活動時の血圧変化

症例　53歳　男性　（168cm　63kg）　'89.12.1

① **慣れた運動**をしている時

（ジョギング）

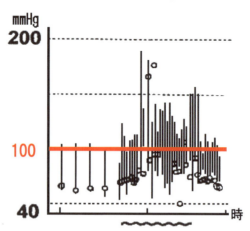

※ 脈圧（拍動量）拡大　➡　最高血圧上昇

※ 脈数増大

※ 脈圧↑↑×心拍数↑↑　⇒　心拍出量↑↑↑

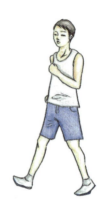

② 同症例の**精一杯の運動**をしている時

（走って階段を昇降・・・45段を10回）

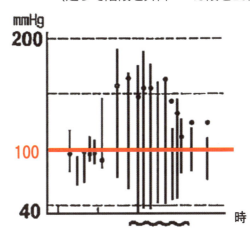

※ 最低血圧↓↓　最高血圧↑↑　➡　脈圧↑↑↑（≒１回心拍動量↑↑↑）
※ 脈圧↑↑↑×心拍数↑↑↑≒ 心拍出量↑↑↑↑

　全力で心拍出を行っている姿をうかがい知ることができます。

　体を動かすと、１回心拍動量を増やすだけでは酸素不足となりますので、心拍数も増加させ、分時心拍出量を急上昇させて、体の各所に酸素を送り込みます。しかもこの時は、アドレナリンが出て血管を拡張させ、拡張期血圧は下降し、脈圧は非常に増大し、血液を流れやすくします。

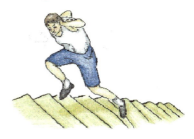

7 種々な場合の血圧の変化

（1） お酒を飲んだら、10時間くらいは血圧はたいへん下がり、脈は増す!!

症例　63歳　男性　'99.5.19
（163cm　53kg）

☆14時にお酒を飲みました。

※　飲酒後 〰〰 の部分は、脈が上がり、血圧がたいへん下がっているのがわかりますね。（4時間後）
　これは、アルコールによって血管が開き、相対的脱水と低血圧がおこり、それを補う意味で脈数が増えているということなのです。
※　4時間以後 ━━ の部分は、夕食によって水分が補われ、血圧・脈圧が本来あるべき姿くらいまで回復してきています。
※　飲酒した日の睡眠時血圧は充分正常化していません。（〰〰 の部分）

（２） お酒を飲んでいる時でも騒いでいる時は血圧上昇

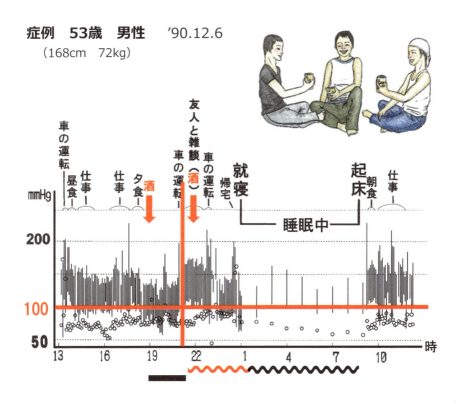

症例　53歳　男性　'90.12.6
（168cm　72kg）

※　少しお酒を飲んで血圧下降。（▬▬の部分）
※　お酒を飲んでいる時でも、興奮して会話している時は血圧は上昇します。（〜〜の部分）
　　興奮さめやらぬ睡眠時高血圧。（〜〜の部分）
※　飲酒日は睡眠時完全正常血圧にはなりません。
※　お酒は１ヶ月に１〜３回くらいが全く飲まない人より長生き。
　　　　　　　（ハーバード大学の調査）

（3） 排便時

症例　53歳　男性　（168cm　63kg）　'89.12.1

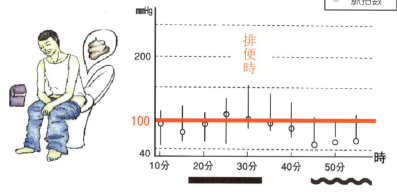

※　排便まで、血管緊張・心拍動量増加・脈拍増加して全身が力んでいる。
　　（■■■ の部分）
※　排便後、アフタードロップがきて、血圧・脈が下がる。
　　（〜〜〜 の部分）

（4） 入浴時

症例　53歳　男性　（168cm　63kg）　'89.12.1

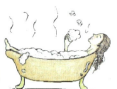

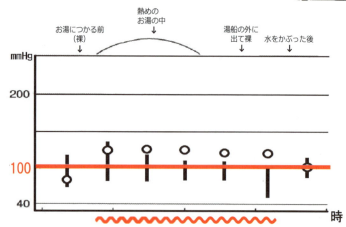

※　熱めのお湯に入ると、血管が収縮して、最高血圧・最低血圧が上昇。脈も急上昇したが、その後、入浴温度により、血管が拡張し、総血管容積が増加して血圧が下降するのを、カテコラミンを増やして心拍数を増加させて、その血圧下降をくいとめて脳貧血を防いでいる姿がよくわかります。湯温の熱さで緊張して、初期は最低血圧が上昇しているが、やがて、下降している。(相対的脱水 〜〜〜 の部分)

（5）パチンコ高血圧

症例　70歳　男性　（158cm　70kg）　'99.5.12

薬（＋）ロサルタンカリウム

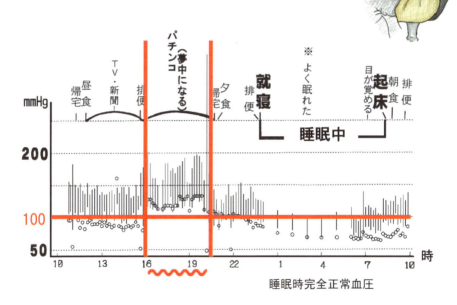

※　ARB剤（ロサルタン）を服薬していても、活動時の高血圧は抑えきれない。（〜〜〜 の部分）
　　（ただし、睡眠時は正常化している）

― 以上、すべて正常血圧脈変化です ―

補充編

自分を守るために血圧・脈は変化する

脳細胞やその他の細胞が生きていくためには、常に血流によって酸素が送られていなければなりません。若い人でも2分くらい血流が止まれば永久に脳細胞は死滅してしまいます。

血圧と脈は、体の各細胞が活動するために必要なブドウ糖と酸素を運び、尿毒素を除去するための血流の圧力です。特に、頭に酸素を送るために、必要に応じて圧を変え、脈数を変えて、血液流量をいろいろ変化させているのです。

> 心拍出量
> ＝(1回心拍出量 ∽ 脈圧) × 脈数 頭と体が活動に必要な酸素と糖を運ぶ

(a) 出血時

脳細胞がO_2不足になると必ず脈数が増加する(↑)

① 子宮癌手術

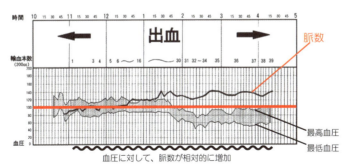

血圧に対して、脈数が相対的に増加

血圧が下がり、脳貧血を起こすのを、最大心拍数で力の限り防いでいる姿である。

② 若者の出血時の血圧（脈圧）と脈数の関係

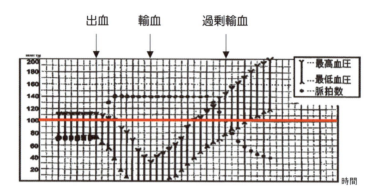

若者は、特に脈数を加減して心拍出量を保とうとする。

③ 老人の出血時の血圧（脈圧）と脈数の関係

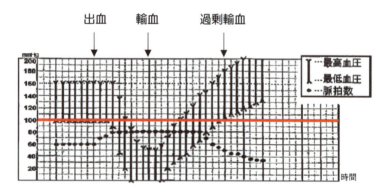

若者よりも、脈圧（１回心拍動量）で心拍出量を加減する。

(b) 一回拍動量が増大した時の脈圧変化

(同一人)

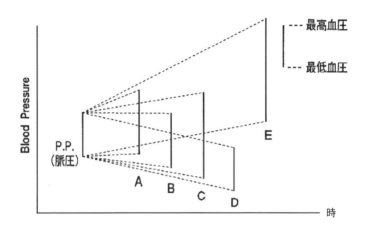

A：最低血圧が同じで最高血圧が上昇して脈圧が増大した場合
B：最低血圧が下降、最高血圧が同じで脈圧が増大した場合
C：最低血圧が下降、最高血圧が上昇して脈圧が増大した場合
D：脈圧幅は同じで最低・最高血圧ともに下降した場合
E：最低血圧の上昇より最高血圧の上昇が強くて脈圧幅が増大した場合

（c） 一回拍動量が減少した時の脈圧変化

（同一人）

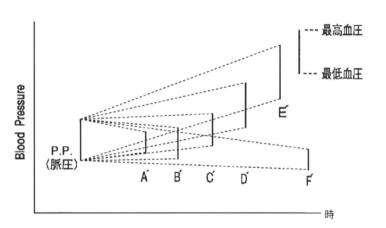

A'：最低血圧が上昇、最高血圧が下降して脈圧幅が縮小した場合
B'：最低血圧は同じで最高血圧が下降して脈圧幅が縮小した場合
C'：最低血圧が上昇し、最高血圧が変わらずに脈圧幅が縮小した場合
D'：脈圧幅が変わらずに最低・最高血圧ともに上昇した場合
E'：最低血圧が上昇しても最高血圧が最低血圧の上昇よりそれほど大きく上らずに脈圧幅がそれほど増加しなかった場合
F'：最低血圧は下降したが最高血圧の下がり方が大きくて脈圧幅が縮小した場合

（d） 脈圧∞拍動量（Stroke Volume）は
　　　　最低血圧の位置を考慮する必要がある

（同一人）

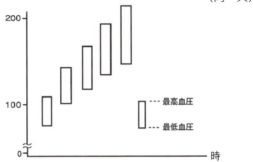

血管が緊張して、最低血圧が上昇してくると、
同じ拍動量でも、脈圧は拡大する。

（e） 脈数は7拍変われば、心拍出量は10％変わる

（f） 心拍数と脈圧、脈数の関係

著者84人実測（京大　昭和40〜44年）

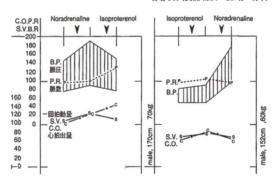

実測して、（b）〜（f）のことを証明した。

（別）血液循環の原理

U字管の原理（一瞬で血液が戻ってくる仕組）

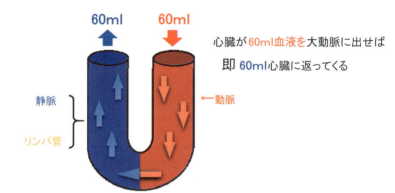

心臓が60ml血液を大動脈に出せば
即 60ml心臓に返ってくる

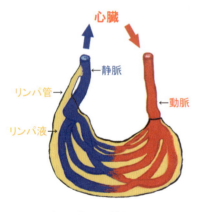

各上肢U字菅集団
各内臓U字菅集団
各下肢U字菅集団

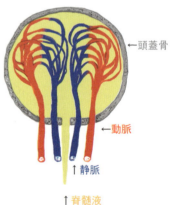

頭部逆U字菅集団

B これが異常血圧変化

睡眠時最高血圧が100mmHg前後
最低血圧が60mmHg台 } **にならない場合**
脈がその少し下

― 睡眠時高血圧 ―

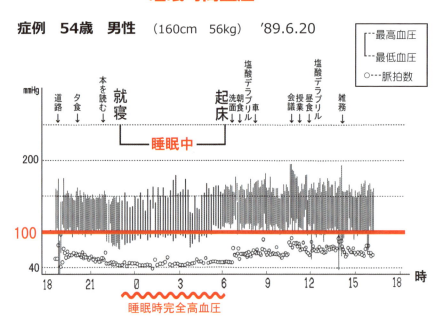

症例 54歳 男性 （160cm 56kg） '89.6.20

睡眠時、最高血圧が150mmHg
　　最低血圧が90mmHgあるのは、血管内が狭く、血流が悪い

　寝ている時は体も頭もあまり酸素を必要としないので、血圧も低くてよいはずです。
　なのに高いのは、血管内腔が狭いので、普通の人より強い血圧がないと、寝ている時に必要な酸素を頭に送れないことを意味します。
　睡眠時もカテコラミンを多く出していて、興奮ぎみで不眠ぎみです。

睡眠時高血圧の血管

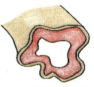

1 過緊張型

昼間の心配事が睡眠時まで続いていて、血管収縮している。

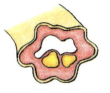

2 混合型

緊張による血管収縮、および血管内にプラーク（血管のこぶ）

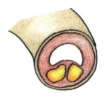

3 血管閉塞型

血管内にプラーク

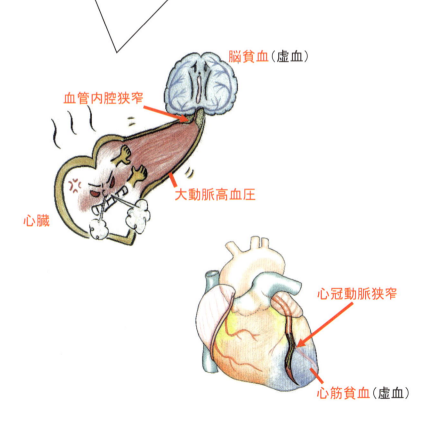

1　過緊張型 − ストレス高血圧

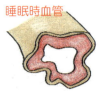

昼間の心配事が睡眠時まで続いていて、血管が収縮し、睡眠時正常血圧にならない。
ただし、臓器保護剤で睡眠時正常血圧となる。

（1）臓器保護剤睡眠時正常化高血圧

　昼間ストレスが睡眠時高血圧として残っている場合でも、ACE阻害剤・ARB剤で夜間睡眠時血圧が正常になる場合。臓器保護剤は、各臓器に対する緊張・ストレスを和らげるため、結果的に血圧を下降させるが下がりすぎることはない。

① **症例　62歳　男性**（155cm　51kg）

'89.11.24　　　　　　薬（−）

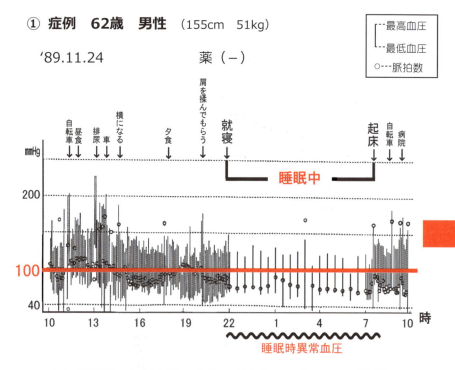

※　睡眠時、血圧も脈も充分下がらない。（〰〰　の部分）

同症例で臓器保護剤を服用後、睡眠時正常血圧

臓器保護剤の服用（ストレスを臓器に与えない作用）により、

※ 睡眠時、血圧が下がり、脈数が最低血圧より下がって正常血圧。
※ よく眠れて、元気になった。睡眠中に下降しすぎることはない。
※ 活動時も血圧が下がっていて、服薬しない日よりも、落ち着いて仕事ができていると思われます。

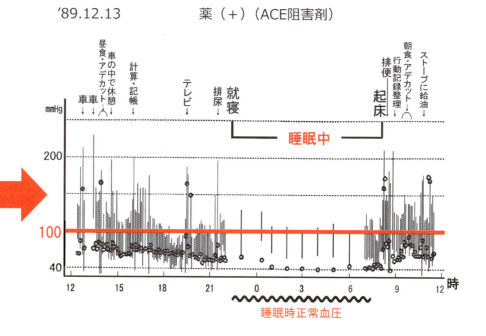

'89.12.13　　　　薬（＋）（ACE阻害剤）

② この症例は重症の高血圧者なのか？

症例　57歳　男性　※夜間に作業

'89.6.19　　　　　　薬（−）

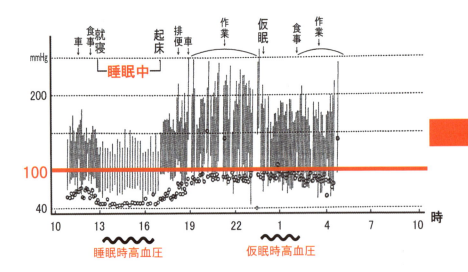

（同症例）

'89.6.21　　　　　薬（＋）

塩酸デラプリル30mg（分×2）　（ACE阻害剤）

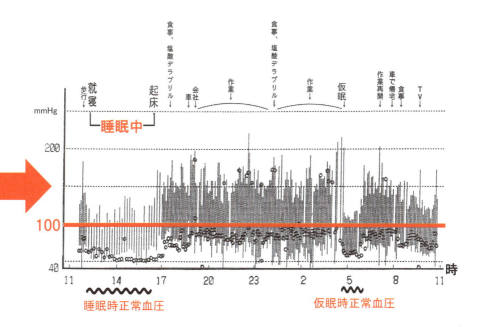

ACE阻害剤の投薬により、睡眠時および仮眠時血圧が、100/60mmHgと脈とともに正常血圧化。

（２）時過ぎれば正常化となる強度高血圧

① 遺産相続高度高血圧

症例　73歳　女性

（134cm　41kg）

'89.4.24

薬（−）

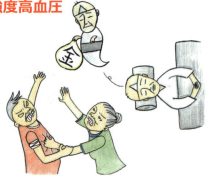

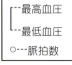

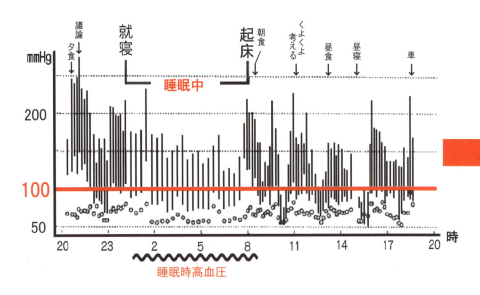

睡眠時高血圧

※　相続論議をしていると、睡眠時高血圧。日中高度高血圧となり、翌日思い出してまた血圧上昇。疲れてうとうとすると血圧下降。また思い出して、上昇を繰り返す。

※　脈数はあまり増えない。

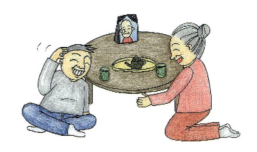

（同症例） **1年後**

'90.2.16

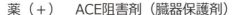
薬（＋）　ACE阻害剤（臓器保護剤）

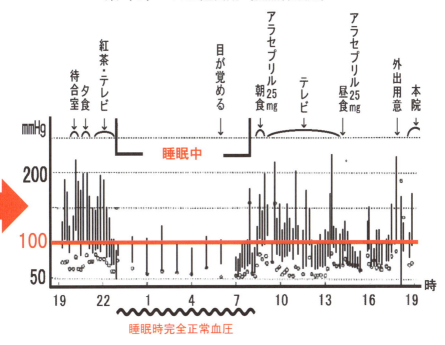

※　睡眠時下降しない血圧の人が、緊張やストレスを和らげて臓器に伝えるACE阻害剤、ARB剤服薬で、睡眠時正常化する血圧になり得る血圧日内変動は、感情による緊張型高血圧と言えます。

② 家業倒産時超高度高血圧

症例　74歳　女性　（143cm　41kg）

極めて貴重な症例 ——— 以下にこの症例の経過を示す

⑦ 家業が倒産した時
　　・・・睡眠中も、血圧が200／90mmHg

'89.10.5　　　　　　薬（＋）
　　　　　　塩酸デラプリル30mg（ACE阻害剤）

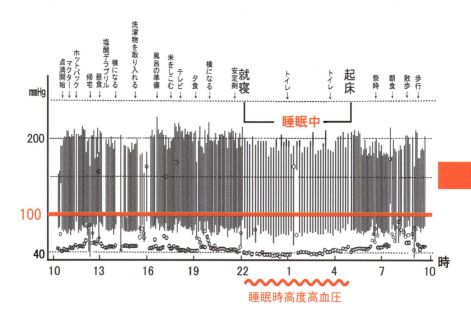

時過ぎても変化なし

日が変わっても、睡眠中強度高血圧

(同症例)
'89.10.9　　　　　薬（＋）
　　　　　　塩酸デラプリル30mg（ACE阻害剤）

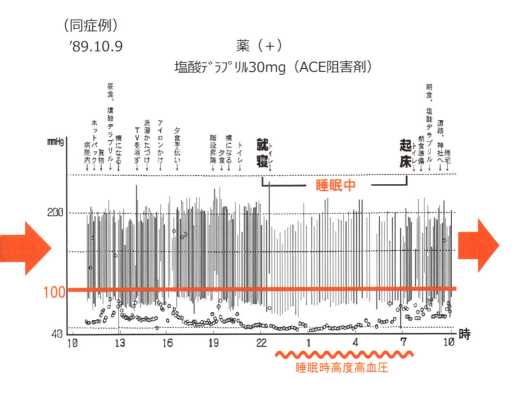

いかなる薬も効果がない。
　ストレス以外に血圧を上げるものはない。

回 息子さんが就職できた時（ストレスがとれて昼夜正常血圧）
・・・睡眠時、血圧が100／60mmHgに下降し正常化

（同症例）
'89.10.26　　　　　　薬（＋）
　　　ニフェジピン30mg・塩酸デラプリル30mg（ACE阻害剤）

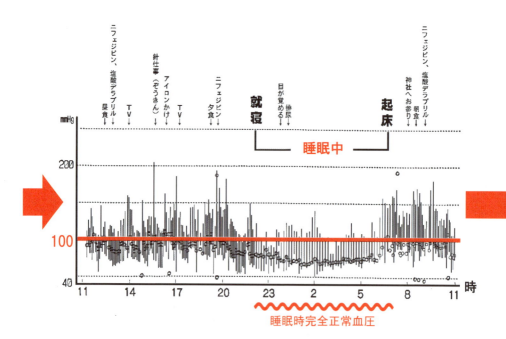

（同症例）
'89.11.10　　　　　　薬（−）
薬はいらなくなった

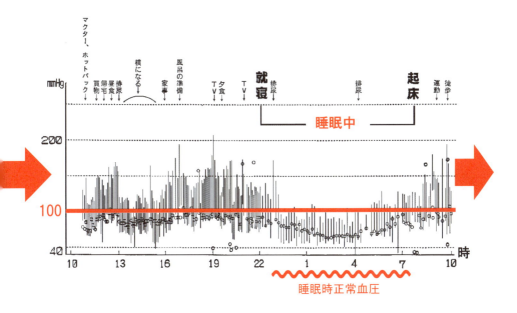

(ハ) 寒さが到来した時 （寒さは強いストレス）

寒冷高血圧
（昼間）

睡眠時正常血圧
（布団の中は温かい）

（同症例）
'89.12.11　　　　　薬（－）

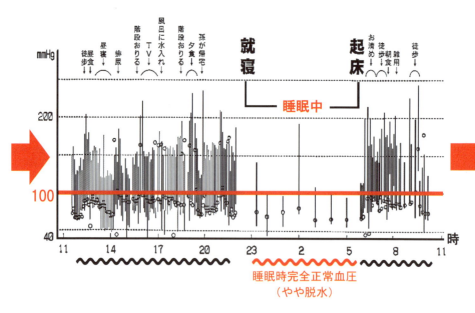

※ 日中は寒さで高血圧（ 〰〰 の部分）
※ 睡眠時は暖かい布団の中で正常に。血圧は100／50mmHgに下降。

寒冷高血圧はACE阻害剤で緩和　　活動時血圧を下降させる
（〰〰 の部分）

（同症例）
'89.12.27　　　　　　　薬（＋）
　　　　　　　塩酸デラプリル30mg（ACE阻害剤）

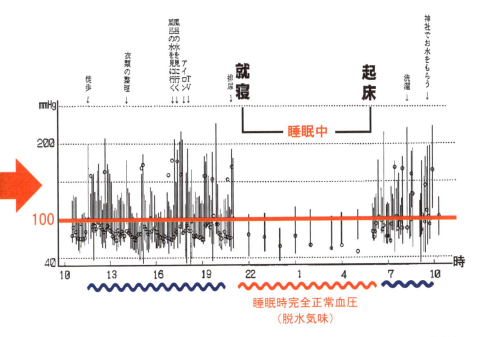

※　グラフのように、ACE阻害剤、ARB剤等の臓器保護剤は活動中の高血圧を下降させるが、正常な睡眠時血圧は変化させない。

③ **夏の暑さは、強い血管拡張剤。お酒も血管拡張剤。**

症例　81歳　男性　（170cm　50kg）

冬　　　　　　　薬（＋）
　　　　マニジピン5mg×3　（カルシウム拮抗剤）
　　　　　（降圧力強力）

'90.12.19

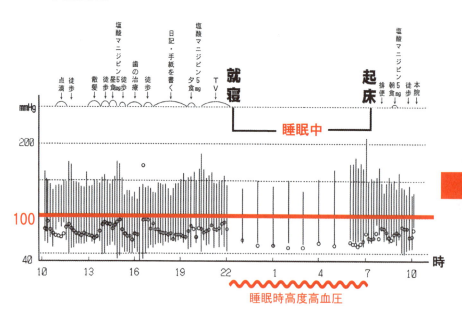

夏   薬（−）

夏が来れば、薬がなくても同じ血圧変化

(同症例)
'91.7.2

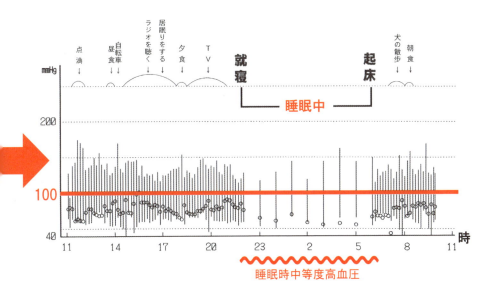

（3） 長期高度ストレス高血圧
・・・経理にケリがつかねば型

昨今の会社がうまくいっていない中小企業経営者

症例　62歳　男性　（163cm　70kg）
'99.5.8　　　　　　　薬（－）

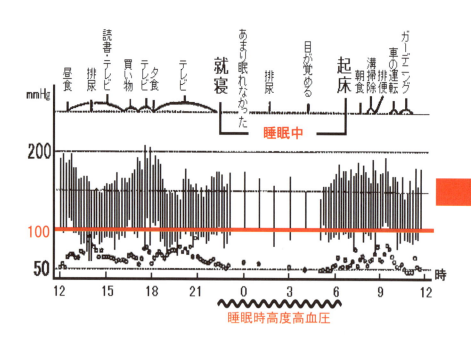

(同症例)
'99.6.12　　　　　　　薬(+)(ARB剤)

服薬しても、改善されない、効果なし。

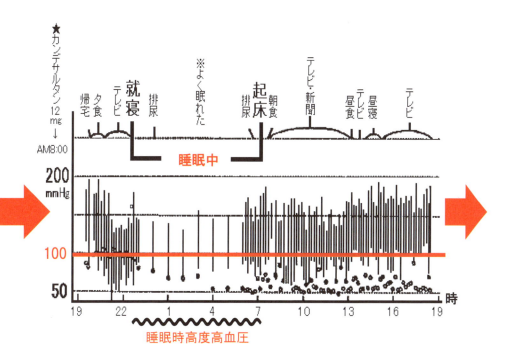

(同症例)
'99.6.30　　　　薬（＋）（ARB剤・カルシウム拮抗剤）

効果なし

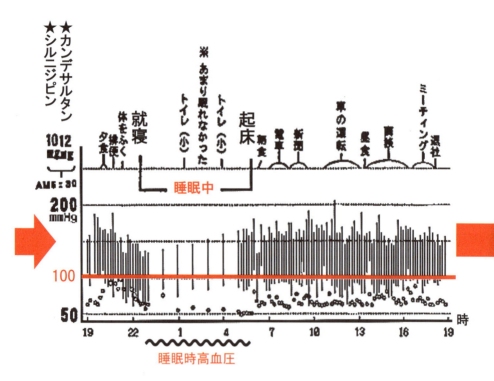

（同症例）
'99.7.7　　　薬（＋）（ARB剤・カルシウム拮抗剤）

普通投薬量の5倍服薬

効果なし

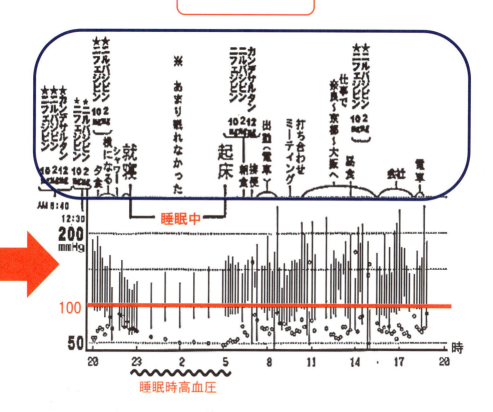

◎　どのように投薬しても睡眠時血圧は正常化しない。
　　ストレスとはそういうものである。

2　混合型（大多数の長期高血圧者）

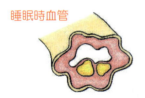

睡眠時血管

緊張による血管収縮、
および血管内にプラーク

※プラーク＝血管内のこぶ

1）　倒産、失職、やむをえず仕事
2）　家庭内不安
3）　借金地獄
4）　昨今の中小企業の経営者
5）　癌の術後
6）　定年後目的がない生活
　　（家族に尊敬されていない、周りの人たちに認められない）
7）　いらいらが長年続く更年期障害者

高血圧はストレスと葛藤している姿である

"血圧" は "ストレス曲線" と言える

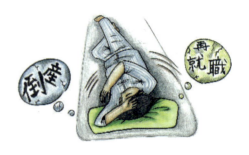

※ 頚動脈・腹部大動脈エコーで、

プラークが有れば 混合型
プラークが無ければ 過緊張型 となる。

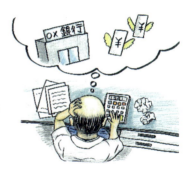

（１）長期高度睡眠時異常血圧：普通量の数倍の薬が効かない

症例　54歳　男性　（160cm　56kg）　　極めて貴重な症例

動脈硬化がきついと思われていた症例

'89.6.5　　　　　薬（−）

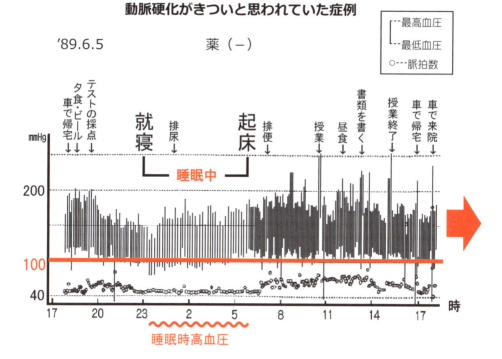

睡眠時高血圧

（同症例）
'89.6.20　　　　　　薬（＋）
　　　　　塩酸デラプリル20mg（ACE阻害剤）

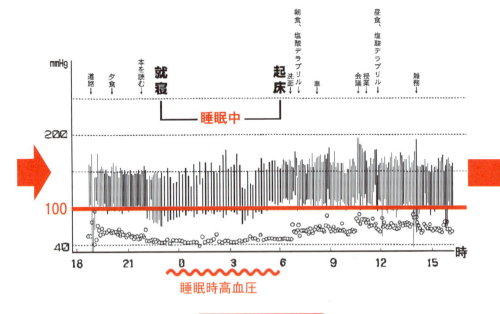

効果なし

(同症例)

'89.12.18　　　　　薬（＋）　増量
　　　　　塩酸デラプリル30mg（ACE阻害剤）

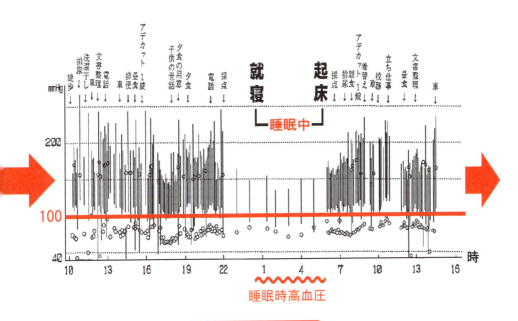

効果なし

（同症例）

'90.1.7　　　　　　薬（＋）　さらに増量
ニバジール8mg（カルシウム拮抗剤）
塩酸デラプリル30mg（分2）（ACE阻害剤）

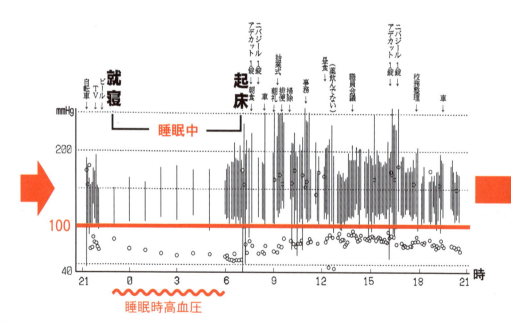

効果なし

多種多量降圧剤を投与しても睡眠時高血圧

（同症例）**56歳**

'90.11.29　　　　　　薬（＋）
　　　　　マニジピン20mg（分1）（カルシウム拮抗剤）
　　　　　デラプリル30mg（分2）（ACE阻害剤）

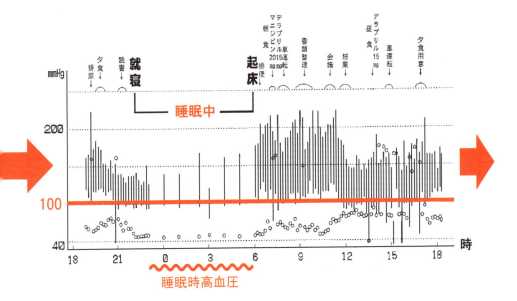

効果なし

3週間のインド旅行後、ストレスがとれて　　　　　初めて睡眠時不完全正常血圧

インド旅行後、血圧下降

（同症例）
'91.3.28　　　　　　薬（＋）
　　　　　マニジピン40mg（分2）　（カルシウム拮抗剤）
　　　　　デラプリル30mg（分2）　（カルシウム拮抗剤）
　　　　　ニカルニジピン60mg（分3）　（カルシウム拮抗剤）

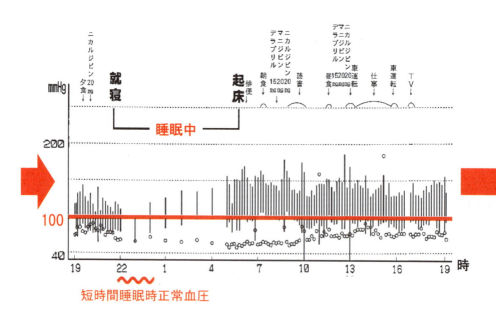

　この方の睡眠時高血圧の原因が動脈硬化だけであるならば、睡眠時拡張期血圧が100／60mmHgにも下降しないはず。
　したがって、緊張によって拡張期血圧が上昇していた部分があるということになる。海外旅行でストレスが和らいだためと考えられる。

2年後には再び睡眠時血圧が下降し難くなった。

(同症例) **58歳**

'93.1.12　　　薬(+)　**常用量の数倍投薬**
　　　マニジピン15mg (分3) (カルシウム拮抗剤)
　　　ニフェジピン30mg (分3) (カルシウム拮抗剤)
　　　アラセプリル75mg (分3) (ACE阻害剤)

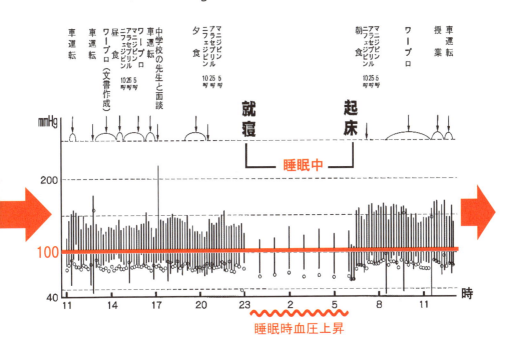

さらに1年後、その方が59才になっての3週間英国旅行後では、しばらく完全に睡眠時脈圧帯が正常化した。

英国旅行直後、睡眠時完全正常血圧

（同症例）**59歳**

'94.8.20　　　　　　　薬（＋）
　　　マニジピン15mg（分3）（カルシウム拮抗剤）
　　　ニフェジピン30mg（分3）（カルシウム拮抗剤）
　　　アラセプリル75mg（分3）（ACE阻害剤）

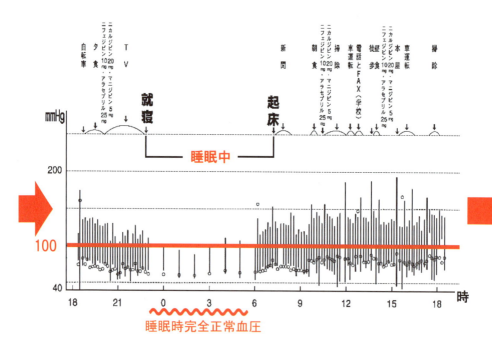

血管血栓のためだけで、睡眠時に高血圧になっている場合であれば、このように睡眠時正常血圧になれるはずが決してないと言えます。

睡眠時もストレスで緊張して血圧が高かったが、旅行で異なる社会を見聞して、睡眠時は緊張がとれて血圧が下がったと考えられる。

さらに2年後、61歳では、再び睡眠時高度高血圧になってきた。

(同症例) 61歳

'96.5.7 　　　　　　薬（＋）　　**常用量の数倍投薬**
　　　　マニジピン10mg（分2）（カルシウム拮抗剤）
　　　　ニカルジピン40mg（分2）（カルシウム拮抗剤）
　　　　ニフェジピン30mg（分3）（カルシウム拮抗剤）
　　　　アラセプリル75mg（分3）（ACE阻害剤）

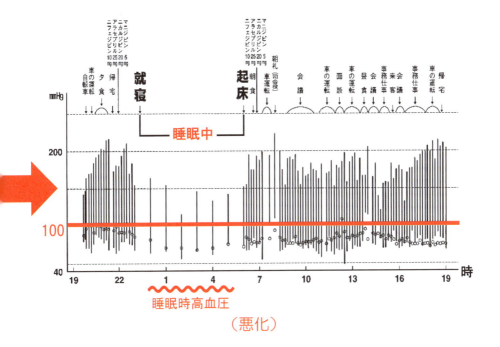

★　このように、頑固な高血圧も、常に持続する過緊張状態が加わっていたことが、長期旅行をしてはじめてわかった。
　（この場合は、カルシウム拮抗剤を多量に服薬しているので、動脈硬化プラークもあり得る）

（2）脂質異常者、肥満者、糖尿病者、高飲酒者、不整脈者でストレスのある人

　種々の降圧剤は多種多量服薬しても睡眠時正常血圧にならず、長期旅行により服薬なしで睡眠時正常血圧になれば、過緊張型。この時、多量のカルシウム拮抗剤を必要とすれば、混合型。血管エコー検査等でさらに確かめてください。

3 血管閉塞型

（ストレス社会において、血管閉塞型単独の高血圧は非常に少ない）

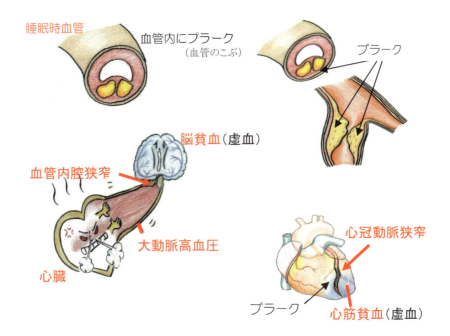

（1）定義

① 生活を変えても睡眠時最低血圧が70mmHg以下にどうしても下降しない方で、頸動脈エコーでプラーク（血管のこぶ）のある方。

② 腹部エコーで腎石、腹部大動脈に石灰化のある方。
　　60才を過ぎると、頸動脈エコーで動脈血管内にプラークができている人が多い。

③ 活動時も血圧の変化が見られず、昼夜の血圧が一日中ほぼ一定であり、一年中血圧変化がない。

④ ACE阻害剤、ARB剤に全く反応がない。

症例　64歳　女性　(149cm　37kg)

一日中無変化の高血圧

薬（−）

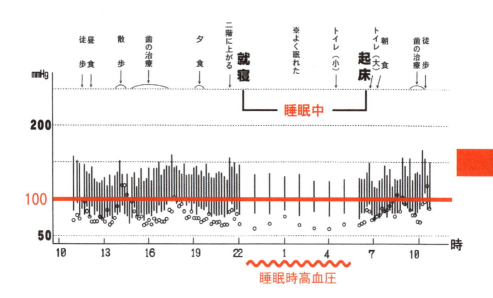

（同症例）

カルシウム拮抗剤には反応する（短時間）

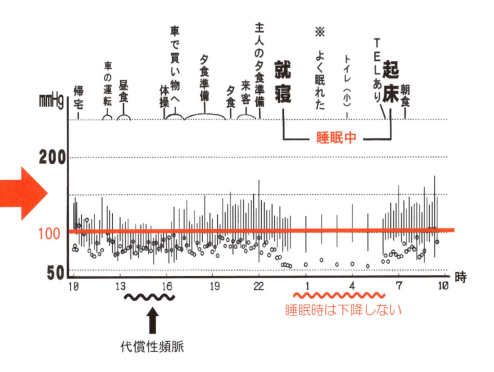

薬（＋）
ベシル酸アムロジピン5mg

（2）治療

　カルシウム拮抗剤を服用し、高脂血症、高尿酸血症、および脱水を治すとともに、抗血小板剤や、凍結乾燥ミミズ食品「プロルベイン」の服用を是非行ってください。
　睡眠と水分を摂って運動をしてください。

4　塩分摂取過剰型　　（36ページの過剰輸血と同じ）

塩による高血圧は高血圧の一部にすぎない。

定義
① 徐脈（50mmHgくらい）
② 最低血圧が高値（100mmHgくらい）
③ 脈圧幅が拡大し最高血圧が高い

　　　　　　　　　　　　　　　　　　　夕方ほど**顕著**

※ 過剰塩分摂取弊害は高血圧者のみに起こる。
※ 過度の低塩分摂取弊害は正常人ばかりでなく高血圧者にも起こる。
※ 塩分による高血圧者以外は減塩してはいけない。

〈Lancet誌　2016-5-20号〉

症例　64歳　男性　（169cm　68kg）

'99.5.10　　　　　　　薬（−）

　　クレアチニン：1.5〜1.6 mg/dL
　　尿素窒素　　：21〜32mg/dL
　　ナトリウム　：146〜147mEq/L

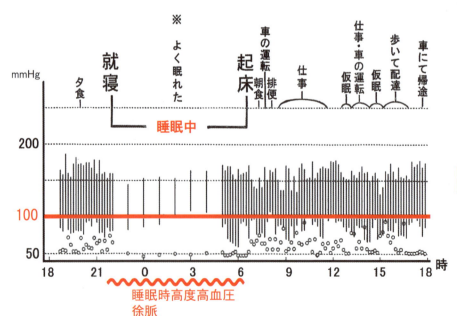

腎機能が悪くなると塩分排泄が悪くなり、循環血流量が過剰になって、過剰輸血と同じ循環状態となります。最低血圧が高値になるとともに最高血圧も上昇し、徐脈になります。なかなか降圧剤が効かず、この高い血圧を作り出す心臓は、やがて疲れて心不全をきたします。

　浮腫も出て夜間頻尿になってきますが、利尿剤も副作用がでてきますので、塩分制限は無論のこと、蛋白制限も行うとともに副作用の少ない漢方薬の木防已湯が効果的です。

◎　「腎機能が悪くなったのでナトリウムを貯留してくる」と考えられ、「塩分摂取が多いから腎臓が悪くなる」とは言いきれないでしょう。

'99.6.8　　　　　　薬（＋）

　　　　ベシル酸アムロジピン2.5mg・塩酸テモカプリル8mg

　ACE阻害剤、ARB剤、カルシウム拮抗剤を服薬しても効かないので、木防已湯とスピロノラクトン少量を常に服用。時々フロセミド服用。

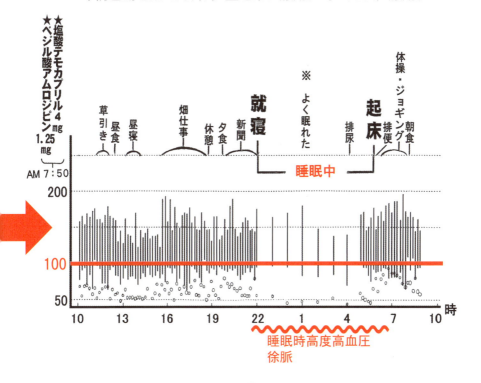

5 最低血圧低下型（拡張期低血圧症）65mmHg以下

（1）大動脈拡大…弾力低下（硬化）

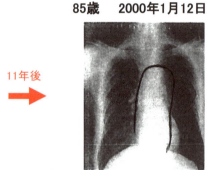

74歳　1989年1月10日　→　11年後　→　85歳　2000年1月12日

すでに大動脈拡大が始まっている　　大動脈拡大増強（正常の2倍くらい？）

大動脈拡大が強くなると、血圧、脈圧も上がらず、**最低血圧に対して脈数が増加して**代償性頻脈を起こしてくる。

◆同上症例

【75歳　男性】（165cm　53kg）　　【84歳】（160cm　48kg）
　　　　薬（－）　　　　　　　　　　　　薬（－）
　　'89.11.16　　　　　　　　　　　　　'99.4.21

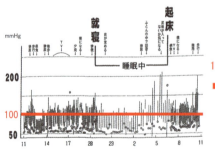
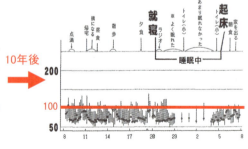

10年後 →

1，まだ脈は最低血圧の下にある

2，脈圧は充分ある

1，代償性頻脈
　（最低血圧より脈数の位置が高い）

2，脈圧縮小

(2) 脱水症・塩分(電解質)不足　(最低血圧より脈が多い)

　血液に塩分があってこそ循環血流量が保たれるのであって、最低血圧より脈数が多い状態が続くと、脱水で濃くなった血液が何ヶ月、何年も継続して血管をつまらせて、脳梗塞や心筋梗塞をおこしてしまうのです。

　また、血管内の水分が足りませんと、脳の血液が濃くなり流れが細くなり、特に脳の穿通枝血流が絶えて脳細胞に血液が届かなくなってくるため、それをかばうために脈数が増えます。

① 脱水および低塩分血症がある時（最低血圧より脈数が多い）

人間は血管内から鼻息、汗、尿となって塩分と水分を刻々と失っています。

　　a. 朝食が少ない人、食事摂取量が少ない人
　　b. 塩分摂取の少ない人
　　　　（高血圧者も心血管イベント・死亡リスク増大〈Lancet誌　2016-5-20号〉）
　　c. 下痢や消化不良を起こしている人
　　d. 夏の暑さ（汗で脱水）
　　e. 食事間隔が空く人（5時間以上）

症例　77歳　女性　(146cm　39kg)

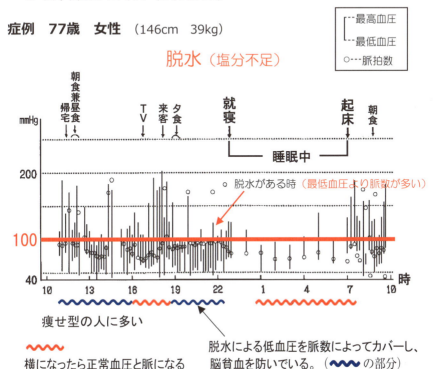

② 血管弾力が低下している人
    a. 疲れすぎている人、よく寝ない人
    b. 運動をしていない痩せぎみの人
    c. 鬱ぎみの人

（3）飲酒した時（前述）
（4）夏の暑さで血管拡張（前述）
（5）カルシウム拮抗剤・利尿剤の使いすぎ、睡眠剤の使いすぎ

しかも、睡眠時代償性血圧上昇をきたします。

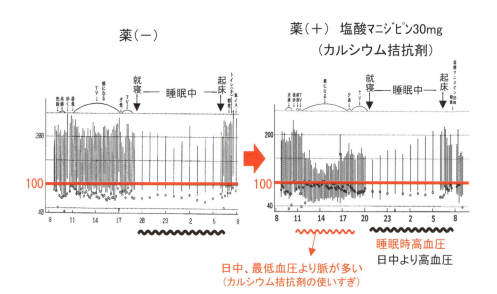

（6）特殊例

① 腹痛時、腹部手術時には、迷走神経（副交感神経）反射が起こり、血圧、脈ともに下降します。

② 脳出血・脳梗塞時のような脳圧亢進時には、最高血圧が200mmHg以上の高血圧と徐脈（50mmHgくらい）が出現します。

6 "今、塩分が多いか少ないか"分かる血圧と脈

●血液中に塩分が多い時の血圧と脈

① 徐脈(50mmHg位)
② 最低血圧が高値(100mmHg位)
③ 脈圧幅が拡大し最高血圧が高い

⎫
⎬ 夕方ほど顕著
⎭

(76頁図)

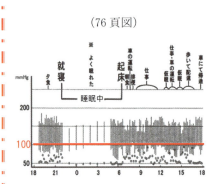

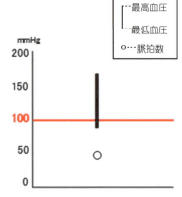

●血液中に塩分が少ない時の血圧と脈

低血圧ぎみで最低血圧より脈数が多い状態

(79頁図)

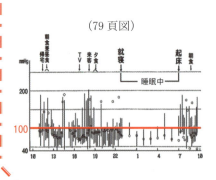

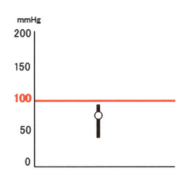

※ 高血圧の人と言えども、刻々とおしっこを作っています。汗も出ています。すなわち、刻々と電解質及び水分が無くなっています。
　ですから、必要量の塩分（電解質液）と水分は、ちょいちょい摂取して補充していなければなりません。その塩分の過不足の判断を左ページのように、血圧と脈数の関係で行ってください。

※ 腎機能が悪化したり塩分が血管内に貯留してくると、浸透圧が上昇しBlood volume（循環血液量）が増加し過ぎて、最低血圧が下降し難くなり徐脈ぎみになった場合には注意が必要です。

C 睡眠時血圧が生死を分ける

1 睡眠時血圧が正常化しないと早死に

睡眠時最高血圧が100mmHg前後
最低血圧が60mmHg台 **にならない時**

症例1　54歳　男性　'89.6.5

薬（−）

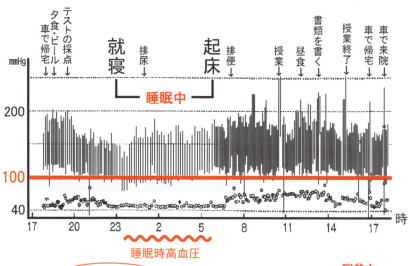

7年後 死亡

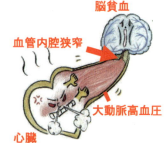

　硬く、内腔が狭くなった血管は睡眠時であっても、脳に酸素が少ないので、脳が血圧を上げるように命令して、はじめて、睡眠時に必要な酸素補給ができるようになります。

症例2　78歳　男性　'89.6.10
薬（＋）　ニフェジピン20mg　　5年後 死亡

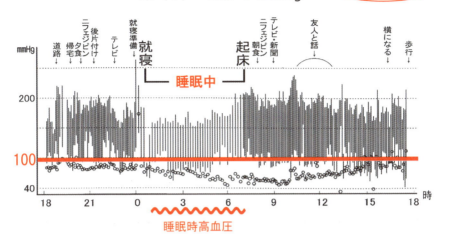

※ 睡眠中の血圧は薬を使っても下降しなければ命が短い

症例3　84歳　女性　'90.12.1
薬（＋）　塩酸マニジピン30mg・塩酸デラプリル15mg　　6年後 死亡

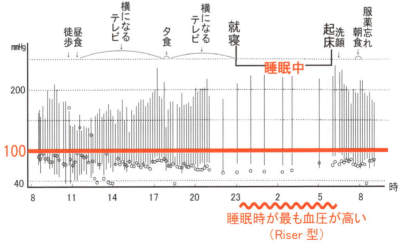

※ 昼間の興奮事を睡眠時に無意識に強く考えている

症例4

【77歳　男性】

薬（＋）ニフェジピン30mg（分3）

'89.4.27

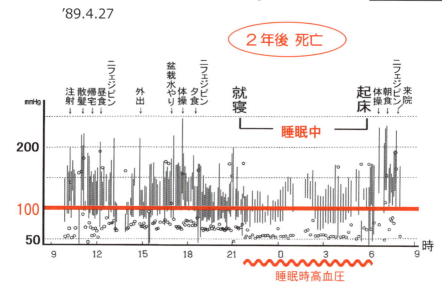

症例5

【84歳　女性】（154cm　42kg）

薬（＋）アラセプリル50mg（分2）

'89.12.21

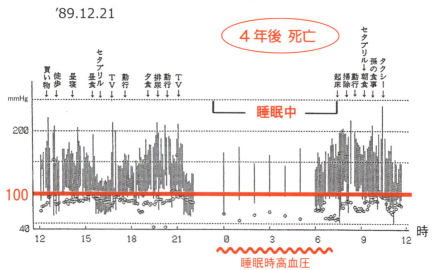

症例6

【85歳 男性】(149cm　42kg)　　【86歳】
　　　　薬(−)　　　　　　　　　　薬(−)
'89.5.10　　　　　　　　　'90.2.14　　ペースメーカー装着

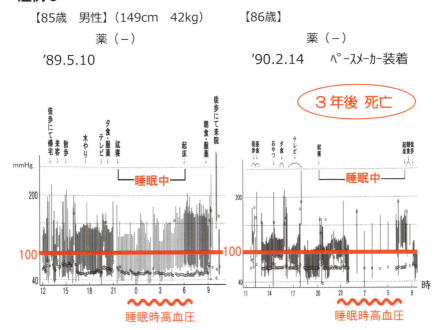

症例7

【87歳 女性】(141cm　35kg)
　　　　薬(−)
'90.6.4

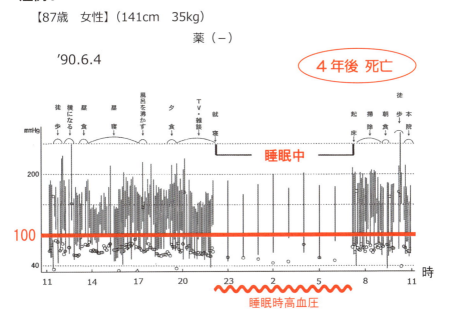

症例8

【77歳　男性】（139cm　45kg）

薬（＋）塩酸デラプリル30mg（分2）

'89.11.2　ACE阻害剤投与で夜間脈圧 100/50 に下がらない

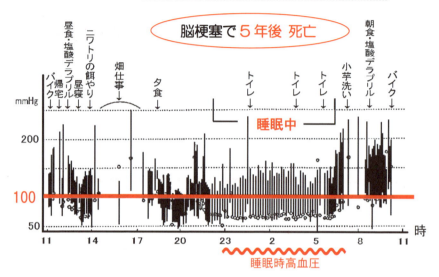

症例9

【80歳　男性】（170cm　58kg）　無職

薬（＋）バソメット1mg（分3）

'89.12.13

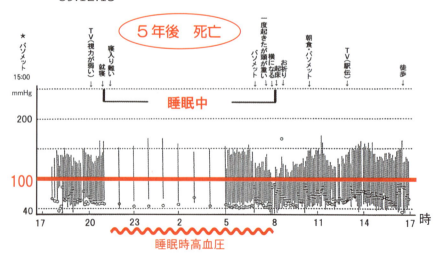

症例10

【68歳 男性】（164cm　53kg）無職　【69歳】睡眠時正常化せず
　　　薬（−）　　　　　　　　　　　　　薬（＋）多量服薬
　　　　　　　　　　　　　　　　　塩酸デラプリル60mg・ニルバジピン4mg
　　　　　　　　　　　　　　　　　塩酸ニカルジピン40mg（分2）

'89.7.4　　　2年半後 死亡　　　'90.3.5

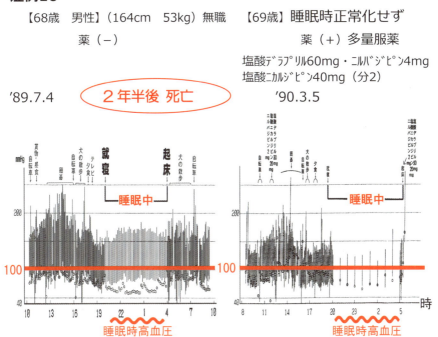

症例11

【73歳　女性】（141cm　35kg）
　　　　薬（−）

'89.7.11　　　7年後 死亡

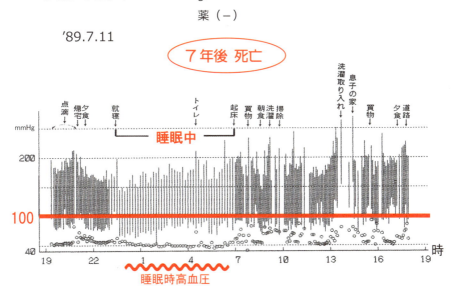

症例12

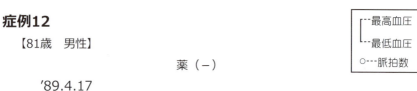

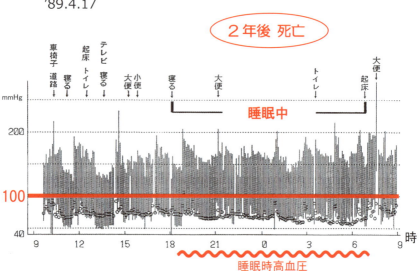

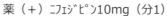

症例13

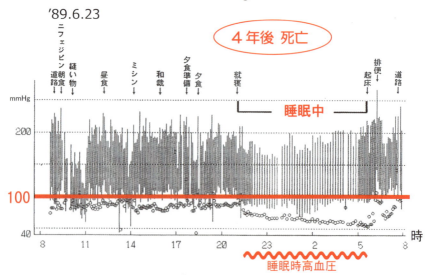

症例14

【76歳　女性】（152cm　43kg）無職

薬（＋）塩酸デラプリル30mg（分2）

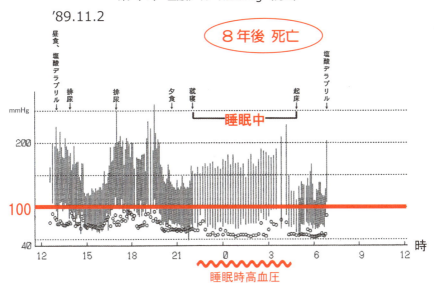

症例15

【80歳　男性】（152cm　43kg）無職

薬（＋）カプトプリル75mg（分3）

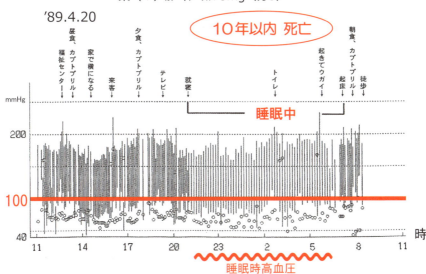

症例16

【88歳　女性】（142cm　41kg）
薬（−）
'89.12.22

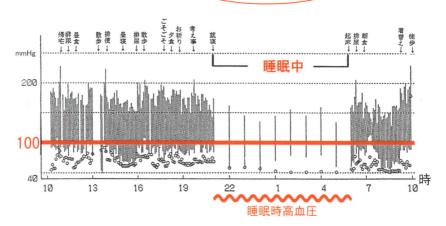

症例17

【79歳　女性】（152cm　43kg）家事
薬（＋）ニフェジピン30mg（分3）
'89.12.21

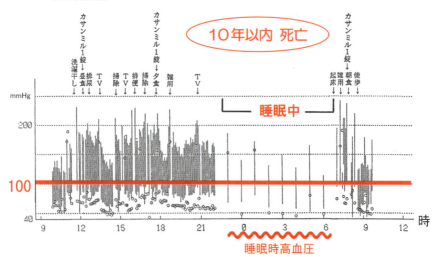

2 睡眠時血圧が下降していれば長生き

（1）日中超高血圧でも、睡眠時正常血圧であれば長生き

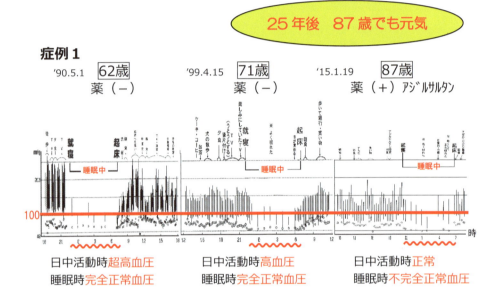

	若い時	高齢	超高齢	終末
日中活動時	超高血圧	高血圧	正常	正常・低血圧
睡眠時	完全正常血圧	完全正常血圧	不完全正常血圧	異常血圧

　高齢になるほど、活動時血圧が上昇しなくなり、逆に睡眠時血圧が上昇してくる —— 昼夜の変化がなくなる。
　血管内プラーク（血管のこぶ）ができれば一日中高めに推移する。

（2） 日中超高血圧でも、
睡眠時最高血圧が下降していれば服薬しなくても元気

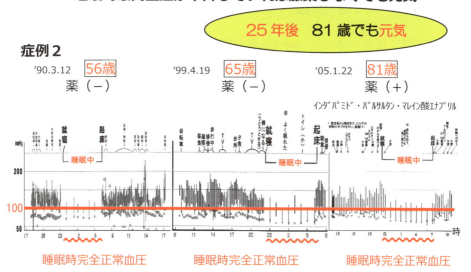

（3） 昼夜高血圧でも、
上手に薬を使って睡眠時血圧を下げておくと長生き

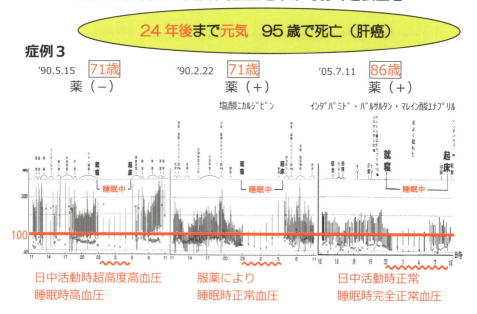

（４）年齢とともに変わる血圧変化!!（その症例１）

症例4　55歳　男性　（156cm　58kg）自営業

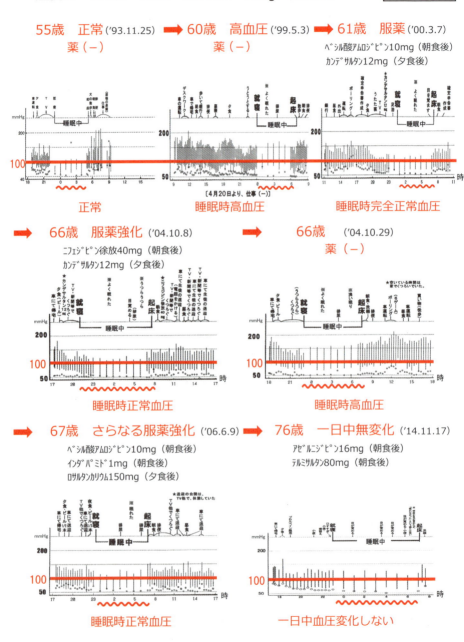

（5） 年齢とともに変わる血圧変化!!（その症例2）

症例5　53歳　男性　（168cm　63kg）

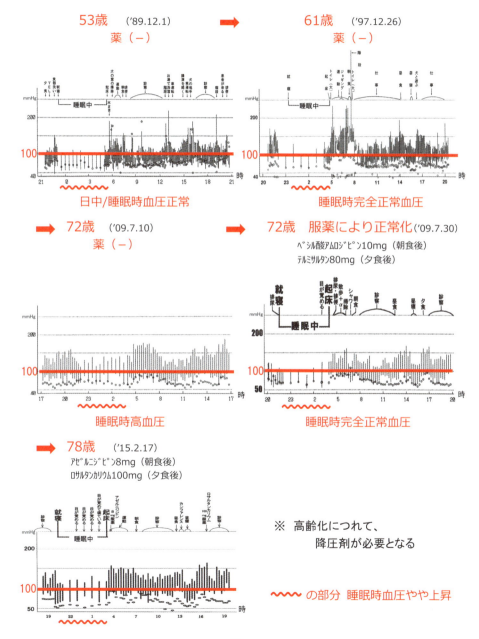

※　高齢化につれて、
　　降圧剤が必要となる

〰〰　の部分　睡眠時血圧やや上昇

（6） 年齢とともに服薬強化して睡眠時血圧を正常に近づける

症例6　61歳　女性　（154cm　57kg）主婦

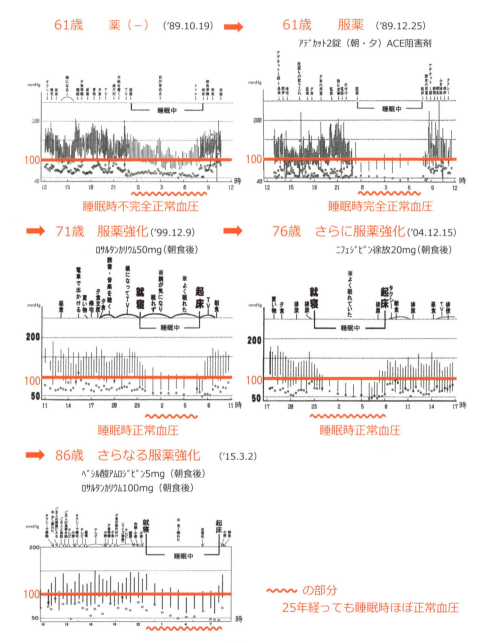

（7） 正常血圧者も高齢で睡眠時高血圧

症例7　60歳　男性　（'89.10.25）　→　86歳　（'15.3.3）
　　　　　　　薬（－）　　　　　　　　　　　　薬（－）

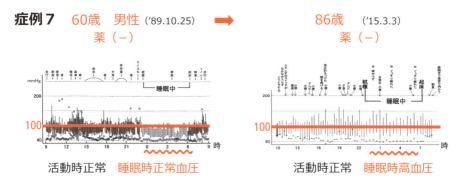

活動時正常　睡眠時正常血圧　　　　　活動時正常　睡眠時高血圧

（8） 超高齢者でも苦難の生活は活動時高血圧

症例8　74歳　男性　（'99.6.3）　→　89歳　（'15.2.27）
　　　服薬にて昼夜正常　　　　　　　妻が寝たきりになり老々介護

　　ロサルタンカリウム100mg（朝食後）　　ベシル酸アムロジピン2.5mg（朝食後）
　　　　　　　　　　　　　　　　　　　ロサルタンカリウム100mg（朝食後）

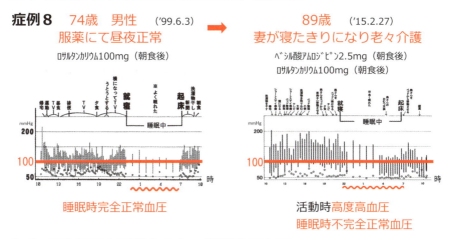

睡眠時完全正常血圧　　　　　　　　活動時高度高血圧
　　　　　　　　　　　　　　　　　睡眠時不完全正常血圧

（9） 低血圧者も高齢とともに睡眠時高血圧

症例9

62歳　女性　（'99.2.8）　→　72歳　（'08.6.7）　→　78歳　（'15.3.3）
薬（－）　　　　　　　　　　薬（－）　　　　　　　　薬（－）

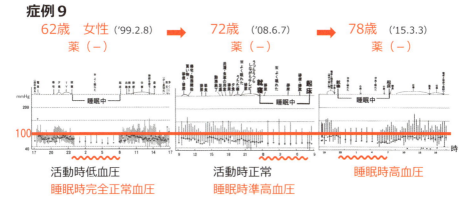

活動時低血圧　　　　　　活動時正常　　　　　　睡眠時高血圧
睡眠時完全正常血圧　　　睡眠時準高血圧

3 10年後の睡眠時正常血圧者と異常血圧者の死亡率

　1989年4月より、本院でABPM（睡眠時15〜60分毎、それ以外は10〜15分毎に測定）を延べ1600名以上に実施し、10年後に電話にて生死の回答が得られた388名について、10年後の生存者率を、年代別に検討しました。

(A) 収縮期血圧110mmHg以下が1回以上ある人

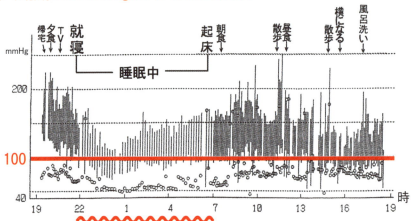

(B) それ以外の、睡眠時異常血圧者

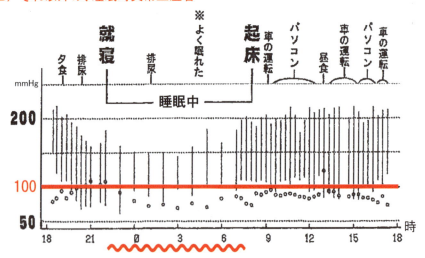

として集計してみました。

以下のデータが示すとおり、245名の(A)睡眠時正常血圧者の男女の10年後の死亡率は9.0％であったのに対し、(B)それ以外の143名の睡眠時異常血圧者の男女の死亡率は27.3％と3倍の高率でした。また、高齢者になるほど、その率は高くなる傾向がみられました。

【 10年後の死亡率 】

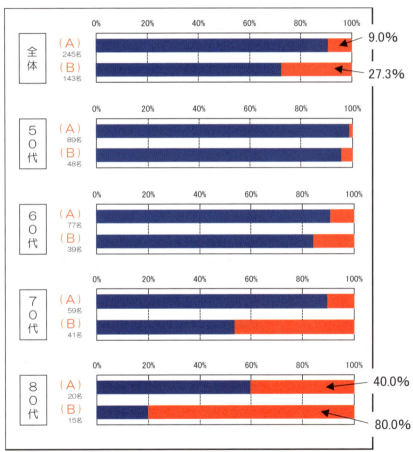

【 男性 】

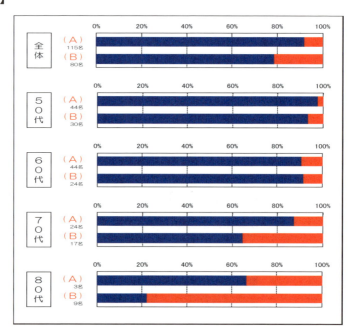

【 女性 】

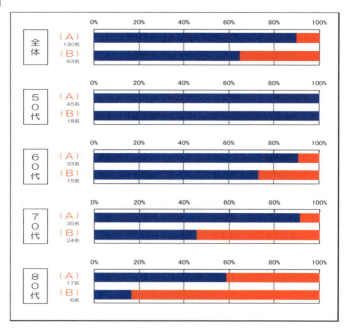

以上のように、睡眠時異常血圧者のほうが３倍強死亡者が多いことがわかりました。

ストレスが強ければ決して睡眠時正常血圧になれないことを考えれば、睡眠時に血圧が高いということは、血管内プラーク等の物理的要因以外に、ストレスを感じていることが大きな原因と考えられ、睡眠が浅く、年齢を問わず、種々の方法でストレスを緩和させて睡眠時血圧を下降させなければ、死亡率が高まります。

◎ さらに、睡眠時

（A'）完全に脈圧帯が低い人（収縮期血圧が110以下の人）（137名）
（B'）完全に脈圧帯が高い人（収縮期血圧が110以上の人）（60名）

10年後の死亡率

（A'）完全に睡眠時脈圧帯が低い人

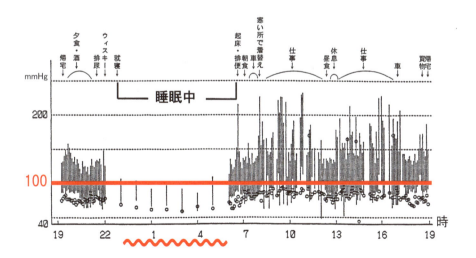

137名中　　127名生存（93％）　10名死亡（7％）

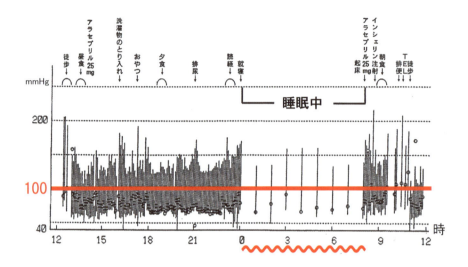

（B'）完全に睡眠時脈圧帯が高い人

60名中　23名生存（38％）　37名死亡（62％）

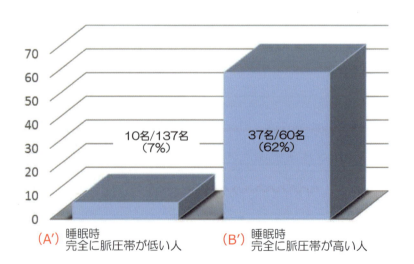

(A') 睡眠時完全に脈圧帯が低い人　10名/137名（7％）

(B') 睡眠時完全に脈圧帯が高い人　37名/60名（62％）

以上のように、睡眠時完全高血圧者は、睡眠時完全正常血圧者よりも、10年後の死亡率は9倍近くも多くなっています。

　酸素を最も必要としない睡眠時に血圧が高いということは、体、特に脳が興奮していて、酸素を平常より必要としている状態か、脳にいく血管に狭窄があって、脳細胞に充分酸素が届かない状態であるということで、睡眠が浅いと言えます。長期的に見ると早死にです。睡眠が良くとれているということは、たいしたストレスを感じていないということになると思います。
　また、血圧は下がるべき時に下がってさえいれば、上がるべき時には上がっても良いと考えられます。いつでも低ければ、鬱状態か無意欲者です。
　ARB剤・ACE阻害剤も臓器に対してストレス緩和剤と言えますが、持続的大きなストレス下では降圧しきれませんので、さらにもっと強力に脳セロトニンを増加させる生活が必要と考えます。例えば、夕方に鼻歌を歌いながら30分軽くジョギングや歩行をする、会話をする、友人を多く作る、特に旅行する等、脳からセロトニンが多く出るように工夫することが大切になります。

　脈圧、血圧、脈数はあくまでもバイタルサイン以外の何物でもないということを考えれば、本態性高血圧はストレスによるものでもあると考えられます。
　ストレスは、同じストレスでも人によって感じ方が違うため、統計が取り難いが、上記のように、総合的に判断すればストレスは高血圧と長寿に最も大きく影響を与えるものだという概念を、高血圧症の定理として位置づけるべきだと考えます。

　以上のことより、日本高血圧患者4000万人の主要因は、

《 今まで 》 2009年 日本高血圧学会

腎障害	脂質異常	遺伝
		本態性高血圧
約500万人	約900万人	約2500万人（60%）

《 これが本当でしょう 》

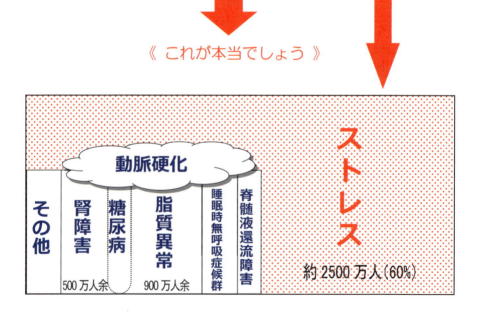

どちらがお好き？

学会ではどちらのグラフがふさわしいかもう一度考えてみてほしい

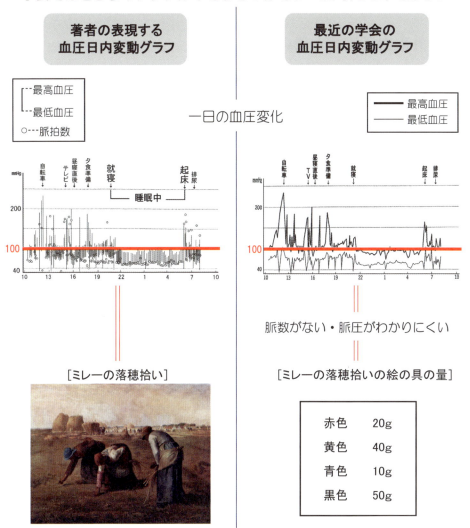

"名画は名画としてながめてこそ良しとする"

　名画は絵の具で描かれたものですが、その色を素材の量として分解してしまうと全く名画としての値打ちを失うのと同様に、血圧のグラフを省略して表示した場合、真の血圧日内変動の評価は得られにくいと思います。

D　最も意味のある血圧測定

1　外来血圧測定とその判断

◎　**4回以上測定して、そのうち1回でも最低血圧が75mmHg以下65mmHg以上で、脈数がそれと同じか少なければ合格**です。

◎　**最低血圧が75mmHg以上ある人の90%以上が、頸動脈にプラーク（血管のこぶ）を認めます。**

（1）外来最低血圧測定注意事項

①　診察室でない、静かな部屋で4回以上測って、その一番低い最低血圧と脈の値で判断します。

②　外来では誰でも感情が高ぶりますので、家庭眠前最低血圧より10mmHgくらいは高いのが普通です。もっと上昇してしまう人もたいへん多くいます。

③　最高血圧値は、その時の緊張度を表わしているので問題ではありません。

④　外来最低血圧異常者は、必ず睡眠直前血圧を測定してください。外来血圧が異常であっても、睡眠直前の最低血圧が正常であれば合格です。
　　昼間、緊張しているために最低血圧が高い人は、普通眠前は下降します。

⑤　しかし、**ストレスを強く感じている人や、動脈血管プラークの強い人は、睡眠時も最高血圧、最低血圧ともに、なかなか下降しません。**

（２） 外来血圧測定図とその説明

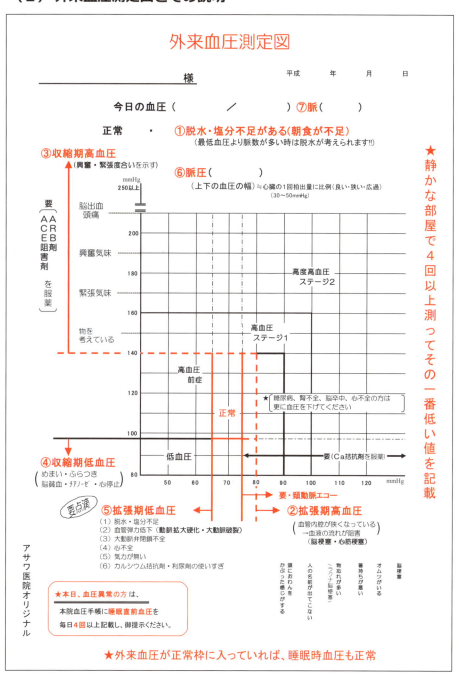

★ 以下は外来血圧測定図の説明

① **脱水・塩分不足**　最低血圧より脈数が多いとき
　　　　　　　　（または、カルシウム拮抗剤・利尿剤が強すぎる時）

◎ 人の血管中の血液4000mlから、毎日、尿1200ml・鼻息500ml・汗1000〜2000mlもの水分が出ています。特に夏は、発汗がたいへん多くなります。

脱水・塩分不足のある時・・・動悸・めまい・ふらつき・しびれ・頭痛の大きな原因
　　　　　　　　　　　　　　また、極めて熱射病になりやすい

・最低血圧より脈数が多い、また静脈圧も低い時、口が渇く時
・午前中に3回以上排尿がない時、2回目、3回目の尿量が少ない時
・尿が濃い時
・皮膚がカサカサ乾いている時
・便秘している時

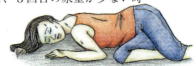

脳梗塞・心筋梗塞は、午前3時からお昼までが一番多い（特に夏の朝）

・朝食は夕食から半日も経っているので、朝食が少ないと、脱水・塩分不足によってめまい・頭痛が起こりやすい。
・脱水が何年も続くと、腎石もでき、血管内のプラークもでき、やがて梗塞につながります。
・血圧が低くても脱水があると、血が濃くなって、細い血管（穿通枝）を閉塞させて、脳・心筋梗塞が起こります。

　　朝、パンとコーヒータイプの人は、その補いが充分でないと、
　　　　　　血液が濃縮され、何年もすると、脳・心筋梗塞(↑)

　緑の山とハゲ山に、同じ量の雨が降っても、ハゲ山はすぐ乾いてしまいますね。それと同じように、お茶、水を飲むだけでは、すぐに尿や汗になり、血液は濃くなってしまいます。ですから、夕食を早い時間（夕方5時頃）に、消化の良いものを少なめにして、朝食を豊かに美味しくいっぱい食べられるようにして、さらに水分補給をしておくことです。腸管内を野菜のジャングルにして、さらに水分を摂取して野菜と水のジャングルダムを作っておくと、常に腸管から血管内に水分を補給でき、脱水になりません。

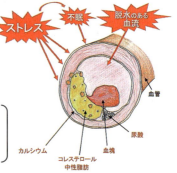

朝食の他にトマト・スイカ・きゅうり・キャベツ・菜っ葉類・大根・ジュース・牛乳・わかめの味噌汁・漬物・お茶等を飲食しておくこと

② 拡張期高血圧　最低血圧が下降しない・高い
（安全なのは75mmHg以下）
――― 血管内腔が狭くなってきていて血液の流れが悪い ―――

最低血圧（拡張期血圧）とは
　心臓が収縮し最高血圧まで上げた後、血圧が下がってきてどこまでで止まるか、最も下がった圧が最低血圧です。普通は70mmHgくらい、75mmHg以下に下がらない方は、血管内が狭くなっている確率が高いです。
　即ち、緊張やストレスが強い時も、最低血圧が下降し難いですが、何と言っても、眠前血圧が下降しない人の90％以上は、血管内にこぶ（プラーク）ができています。頚動脈エコーで確かめてみましょう。

最低血圧の位置はたいへん重要な指標です

(1) 緊張する事柄や強度の心配事
(2) 動脈硬化・・・血管内にアテローム　→　要・頚動脈エコー
　・カルシウム拮抗剤・抗凝固剤・高脂血症治療薬・抗尿酸薬を服用する。
　・運動、睡眠をとる。
　・白菜・レタス・キャベツ等の菜っ葉類と海藻類を多く食べる、水を多飲する。
　・乳製品を毎食少しずつ摂取する。
　　　（食物中の蓚〈シュウ〉酸を排出させて血管内にシュウ酸Caを作らせないようにする）
　・特に朝食で水分をしっかり摂り、また一日中水分摂取を怠らないこと。
(3) 睡眠時無呼吸症候群
(4) 脊柱管狭窄症
(5) 塩分摂取が多い・・・減塩，木防已湯服用
　　　（徐脈を伴う時）

③⑥　収縮期高血圧（140mmHg以上），脈圧拡大（50mmHg以上）
最低血圧が10下がれば、最高血圧も10以上下がる。

脈圧が広い（50mmHg以上）・・・最高血圧が高い

　　　③⑥とも ―― 緊張・興奮が強い ――　また、②の(1)(2)(3)(4)(5)
　・ACE阻害剤・ARB剤を服用する。
　・運動、睡眠をとる。
　・唄を歌う、旅行をする、スポーツをする、落語・漫才をみる、充分に会話する。

★　ACE阻害剤・ARB剤は、正常血圧であっても服用している方が、脳卒中・心不全・腎不全・糖尿病の時でも長生きするという統計があります。

④ 収縮期低血圧　最高血圧が低い（90mmHg以下）

(1) 脱水・塩分不足　(2) 心不全　(3) ショック　(4) 鬱状態　(5) 気力が無い

⑤ 拡張期低血圧　最低血圧が低い（65mmHg以下）

(1) 脱水・塩分不足　(2) 血管弾力低下・拡張した血管（大動脈拡大）
(3) 大動脈弁閉鎖不全　(4) 心不全　(5) 気力が無い
(6) カルシウム拮抗剤、利尿剤の使いすぎ

⑦ 脈

(1) 7拍変われば、心拍出量は10%変わる。最低血圧の少し下であるのが理想。
(2) 頻脈　100以上　‥‥　βブロッカー服用
(3) 徐脈　50以下　‥‥　βスティムレータ服用・ペースメーカー植込
　　過剰血液量　……　利尿剤・腎透析・塩分制限
(4) 脳が酸素をもっと欲しいと思う時、脈は増える。
　　① 血圧が下がってきた時　② 運動時　③ 発熱時　④ 驚いたり興奮した時

⑧ 脈圧狭小

脈圧が狭い（30mmHg以下）　‥‥　1回心拍出量が少ない

(1) 脱水　(2) 心不全

2　眠前血圧を4回測れ（外来血圧異常者）

外来血圧異常者は、睡眠時血圧が測定し難いので、眠前血圧を測って、よく眠れているかを推測します。

（1）足が布団に入りかかっている時に血圧測定します

① アルコール類を飲んだ日は、特に拡張期血圧は下降し、脈数が増加します。測定の意味がありません。

② 入浴直後は、血管が火照っていて拡張していますので、血圧は低くなります。脈は増加していますので、測定値に意味がなくなります。体が冷えてから測定してください。

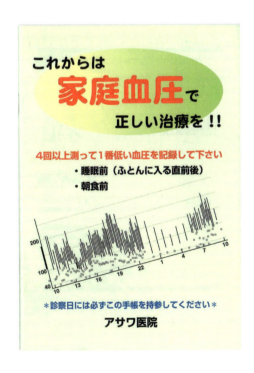

（2） 測定時は4回以上測って一番低い最低血圧と脈で判断します

ちょっとした緊張で血圧は上昇しています。

　最初、血圧計のマンシェットを巻く操作をしただけで、血圧は20〜30mmHg上昇しますので、気持ちが一番落ち着いた時（最低血圧が一番低い時）を基準に考えることが肝心です。

（3） 朝の血圧は、その日の意気込みを推察します

　早朝血圧は今日はこれをやってあれをやってと頑張ろうと思う日は高くなるわけです。
　その日の意気込みを推察できます。

　　　朝から血圧が低い人ばかりが会社にいたら会社は潰れてしまいます。

◇ 血圧は1日の中でどこまで下がり得るかが重要 ◇

月		日		日		日	
		血圧	脈	血圧	脈	血圧	脈
朝	1回目	135／87	85				
	2回目	128／80	78				
	3回目	122／75	73				
	4回目	118／72	82				
睡眠直前 （布団に入る直前）	1回目	124／78	73				
	2回目	118／71	67				
	3回目	110／69	65				
	4回目	108／65	63				

◎　上記の中で最低血圧が一番低かったものと脈をグラフに記載してください。
◎　眠前最低血圧が70mmHg以下になっていますか？
◎　脈数が最低血圧より少し少なくなっていますか？

（4） 眠前血圧判定

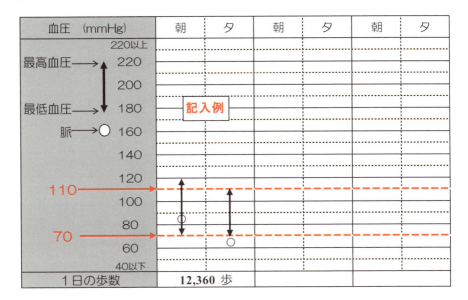

① 最高血圧が100mmHg前後、最低血圧が60mmHg台、脈がその少し下にあれば合格です。

② 寝る直前の測定で、脈数が最低血圧より増えず、最高血圧および最低血圧が点線を切る時が、週2回以上あれば一応合格。

翌朝、早く起きなければならない前の晩は血圧は上がり、寝坊できる前の晩は下がるのが普通。

1ヶ月中、血圧の変化のないのは異常です。

③ 昼間血圧が高くても寝ている時に充分低ければ健康です。

④ 最低血圧より脈数が多い時は脱水を考えてください。その他、酒を飲んでいる時や入浴直後か、またはカルシウム拮抗剤や利尿剤の使いすぎです。

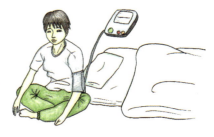

110／70mmHg 脈 68

寝る直前の血圧が大事
（4回測って一番低い値で判断）

3　自動血圧測定（眠前４回測定異常者）

　眠前血圧判定に合格しない人は、自動血圧計で睡眠中の血圧を測定してください。全睡眠中血圧が下降しない場合は、全力で降圧治療生活をしてください。

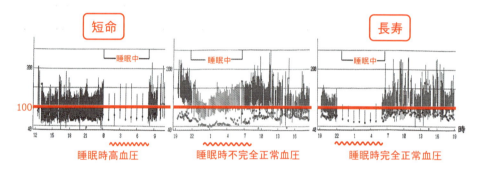

　睡眠時最高血圧が100mmHg前後、最低血圧が60mmHg台、脈拍数が最低血圧の少し下くらいにある人は、全くこのようにならない人に比べて、10年後の生存率が約９倍も高いのです（前述参照のこと）。

※　睡眠時高血圧者は日々強いストレスを感じ続けているか、動脈血管内にプラーク（血管のこぶ）が多数あると考え、背水の陣で毎日の生活を大きく改善するとともに、強力に加療してください。

4 朝は誰でも血液が濃くなっている！

　夕飯から朝飯までの時間は他に比べて長いですよね。12時間くらいは空く方が多いのではないでしょうか？

（1）　**人は寝ている間にも尿や汗や鼻息で水分を失っています。**
　　　涼しいときでも、少なくとも一晩で500ml以上はなくなっています。

　　　　寝る直前の排尿後の体重と、起床時の排尿後の体重の差が、夜中になくなった水分量です。

　　　　その差は1kg～1.5kgぐらいあります。それだけ夜中に水分が尿から、呼気から、皮膚からなくなっているのですね。

（2）　**夕食後のHt（赤血球の濃度）が朝食前は5％上昇**（3月に計測）
　　　血液は濃縮しています。
　　　　（一晩で約500ml以上水分が不足していたことを意味します）

20代女性10人の平均（アサワ医院）

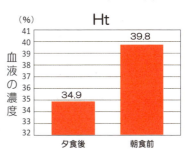

5　血圧が上がると血管が収縮して血管内容積が減少し、血液が濃くなる！

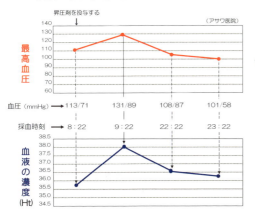

★ 朝は脱水状態になっているのに、時間に追われて、"あれもこれもしなければ"と緊張すると血管がキュっと締まり、血圧が急上昇するとともに、血管内の水分が血管外に出て行き、血液がさらに濃くなります。

6　外来血圧で朝食量を判断

◎　朝食がパンとコーヒーだけというパターンの人は、脱水などで年とともに血管閉塞が強くなっていき、最低血圧が80台90台と上昇してきます。
　脳梗塞・心筋梗塞を起こす人の大多数は、朝食がパンとコーヒーというパターンの人で、脱水ぎみの方です。

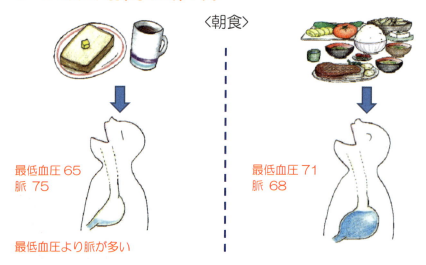

〈朝食〉

最低血圧 65
脈　75

最低血圧より脈が多い

最低血圧 71
脈　68

　午前中の最低血圧に対する脈数の高さで、朝食が、パン食か米飯食かがわかる。

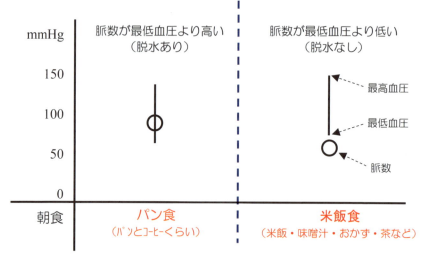

E 高血圧の薬物療法と血圧の変化

1 薬物療法

単に血圧を下げただけでは長生きはできません。服薬によって血流状態が良くなった結果、血圧が下がったということが必要です。

〈Ⅰ〉ARB剤・ACE阻害剤・・・ストレス緩和剤
（臓器保護剤）

薬剤名：ロサルタンカリウム・カンデサルタン・ミカルディス・アジルサルタン・オルメサルタンメドキソミル・バルサルタン・デラプリル塩酸塩・テモカプリル塩酸塩・キナプリル塩酸塩　等

● 人間が緊張した時のストレスを各臓器にやさしくして伝える薬で、服用により、脳も心臓も腎臓も肝臓も膵臓も血管も、服用していない人よりも長生きするということが世界的統計で認められています。

● したがって、50歳以上になったら全員服薬しているほうが安全と思われる薬です。

● これらの薬は緊張を和らげる結果として、血圧が下降するだけですので、2倍、3倍と服薬しても、血圧が下がりすぎるということは起こりません。

● 脳をはじめとする、各臓器の緊張が減少して、体全体も少しストレスが減るために、少しだけ眠りやすくなる長所があります。
　（ロサルタンカリウムは、尿酸値を上げないという長所を持ち合わせています）

※ 低血圧の方でも感情の高ぶりを抑えてくれます。

〈Ⅱ〉カルシウム拮抗剤　（朝）

薬剤名：アムロジピン・ニフェジピン・アゼルニジピン・ベニジピン塩酸塩　等

● 血管拡張剤と言われ、脳・心冠動脈の血管を拡げ血流を良くします。

● アゼルニジピンは腎輸出動脈を開いて腎血流量を良くする作用がありますが、睡眠時血圧を上昇させる傾向があります。

● 血管が硬くなっている部分は広がりませんが、他の血管を拡張させますので、血管内容積が多くなり、血液濃度が薄くなる効果があります。したがって、血の流れが良くなります。

● また、血管内のカルシウムの沈着を防ぐ作用があって、動脈硬化を起こしにくいという意見があります。

● 最低血圧が高い人は無論のこと、最低血圧が普通の人でも、歳をとったら、最少量のさらに半量程度に、錠剤をハサミで切って常用していたほうが、動脈硬化を防ぐことができます。

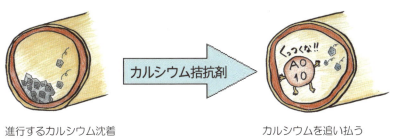

進行するカルシウム沈着　　　　　カルシウムを追い払う
　　　　　　　　　　　　　　　　カルシウム拮抗剤

● 血圧を下げすぎることがあります。特に夏場要注意。この薬の服用によって最低血圧より脈数が多くなったときは減量してください。

〈Ⅲ〉 利尿剤

循環血液量を減らして血圧を下げる作用があります。最低血圧より脈が多くなりやすいので要注意。
浮腫を取るのには、漢方薬の木防已湯が安全です。

〈Ⅳ〉 β-ブロッカー

脈をゆっくりにします。頻脈や心不全に使用します。

〈Ⅴ〉 コレステロール治療剤

コレステロール、尿酸も高値だった人は正常の低めの値になるように服薬して、長年続けてこそ血栓が溶けてくるというものです。

1. スタチン系　　薬剤名：アトルバスタチン・ピタバスタチンカルシウム・
　　　　　　　　　　　　ロコバスタチンカルシウム・プラバスタチンカルシウム
　　　　　　　　　　　　（肝臓でコレステロールを作るのを抑える薬）
2. エゼチミブ系　薬剤名：エゼチミブ
　　　　　　　　　　　　（腸管からのコレステロールの再吸収を防ぐ）
3. EPA・DHA　　薬剤名：オメガー3脂肪酸エチル
　　　　　　　　　　　　（HDLコレステロールを増やす）

※1と2の両方を少量ずつ服薬すると非常に効果があります。

〈Ⅵ〉 抗尿酸治療剤

1. 尿酸排出を促進する　　　　薬剤名：ベンズブロマロン
2. 尿酸の産出を抑制する　　　薬剤名：アロプリノール・トピロモリスタット
3. 1.2.両方の作用を有する　　薬剤名：フェブキソスタット

〈Ⅶ〉 抗血小板剤

薬剤名：シロスタゾール・硫酸クロピドグレル・アスピリン
　　　　食品扱いのプロルベイン

抗凝固剤

薬剤名：ワーファリン・エリキュース（NOAC）

〈Ⅷ〉 糖尿病・腎障害の人は、それぞれの治療を加えてください

"睡眠時高血圧" ＝（早死に）の原因と治療

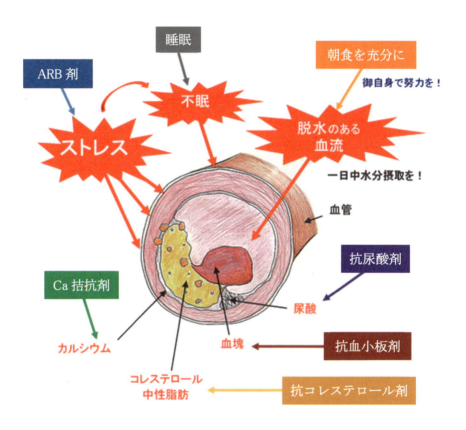

※　血管内のカルシウム沈着による頑固な石灰化は、シュウ酸カルシウムによるものが80％だそうです。シュウ酸が腸から血液に行かないようにするために、毎回、飲食時に少量の牛乳やヨーグルトを摂取して、腸内でシュウ酸カルシウムを作り、排便してしまうことが肝心となりますでしょう。
　　ミルクティー、ミルクコーヒーのように。

2 薬物による高血圧変化

【症例】60歳代 男性

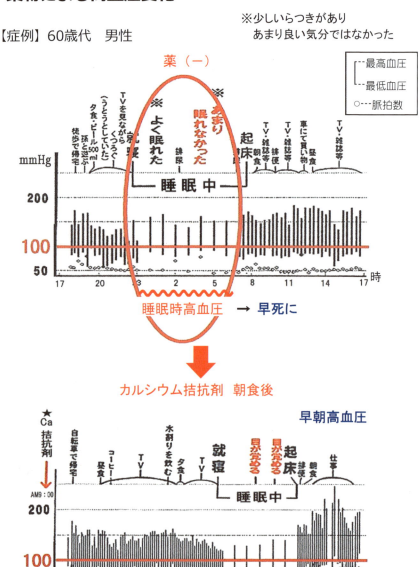

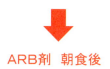

ARB剤 朝食後

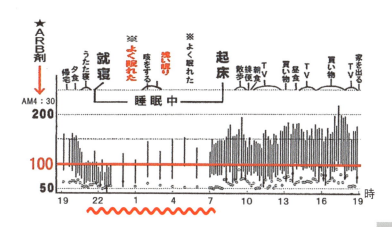

カルシウム拮抗剤 朝食後
ARB剤 夕食後

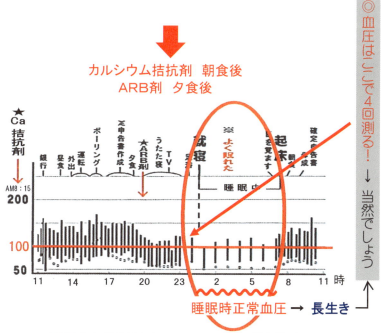

睡眠時正常血圧 → 長生き

睡眠時収縮期血圧110mmHg以下　拡張期血圧60mmHg台

3　漢方薬併用療法

　　睡眠時高血圧治療がうまくいかない場合は、大いに漢方薬併用療法をすべきでしょう。

> 釣藤散、半夏厚朴湯、抑肝散、抑肝散加陳皮半夏、
> 桂枝加竜骨牡蛎湯、柴胡加竜骨牡蛎湯、大承気湯、
> 黄連解毒湯、加味逍遙散、桂枝茯苓丸、大柴胡湯、
> 香蘇散、女神散、当帰芍薬散　・・・等々

4　カルシウム拮抗剤の代償性頻脈および睡眠時高血圧

◆症例（1）

【64歳　女性】(149cm　37kg) 主婦

薬（-）　　　　　　　　　　　　ベシル酸アムロジピン5mg（朝食後）

'98.2.23　　　　　　　　　　　　'99.7.8

(a) **代償性頻脈**（血圧は下降したが、最低血圧より脈が多い）
　　脳は必要な血圧より下がりすぎると、脳に充分な血液量を確保するために心拍数を増加させます。

(b) **代償性睡眠時高血圧**（強引に昼間の血圧を下げた結果）
　　日中の血圧を下げすぎたり、嫌なことが起こると、睡眠時には必ず血圧が上昇します。

◆症例（2）

　ロサルタンカリウム100mgとベシル酸アムロジピン5mg（カルシウム拮抗剤）を服薬の人が、ベシル酸アムロジピンの服薬を中止すると、代謝性頻脈と代謝性夜間血圧の上昇が改善されて、睡眠時血圧も完全に正常化された。

【84歳　女性】(132cm　39kg) 無職

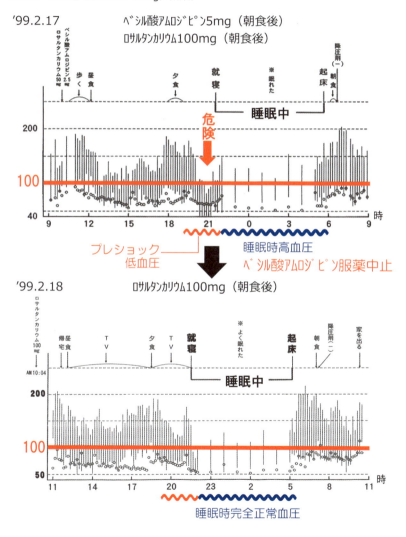

◆症例（3）

　ARB剤にごく少量（アムロジピン2.5mgをはさみで割って1.25mgにする）でもカルシウム拮抗剤を加えると夜間血圧が上昇してQOLも悪化する症例

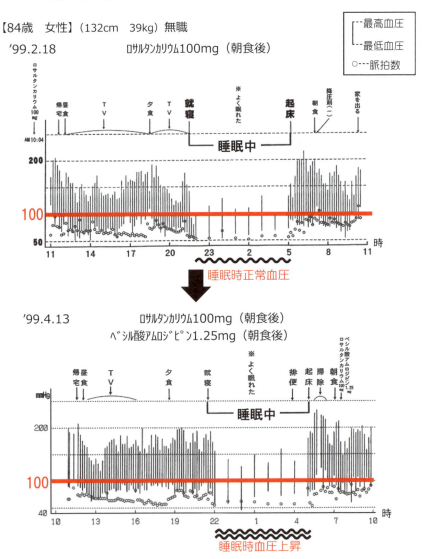

※要注意
　せっかく睡眠時正常血圧に収まっているのに、活動時血圧が高いからといってカルシウム拮抗剤を加えると、睡眠時高血圧になってしまう。

◆症例（4） 高齢者起立時低血圧（ニルバジピン）

　脳反射神経の悪くなった高齢者において、起立時低血圧に注意。
　少量の降圧剤によっても、血管の血圧調整性が悪くなっているため、起立時に瞬間的に血圧を上昇することができず、脳貧血を起こす。
　"血圧を調節できる柔らかい細小血管が少なくなっている"ことも加わっているでしょう。

【81歳　女性】（146cm　32kg）無職

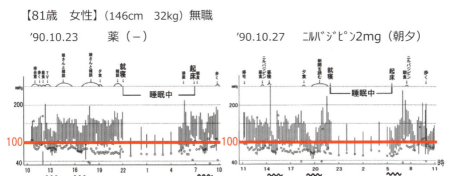

◆症例（5）　シルニジピンの副作用

　ACE阻害剤とカルシウム拮抗剤を併用すると夜間の血圧が日中より上昇する症例（シルニジピン　N型、L型チャンネルブロッカー）

【71歳　男性】（156cm　46kg）無職

'97.12.5　　　　シルニジピン10mg・塩酸テモカプリル2mg（朝食後）

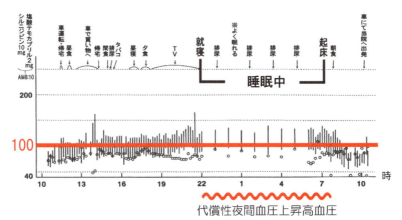

◆症例（6） わずかなカルシウム拮抗剤併用で心房細動（AF）を発生した症例

投薬により血圧が下降し、冠動脈還流が減少したためか？

◎ AF発生

【65歳　男性】（167cm　62kg）

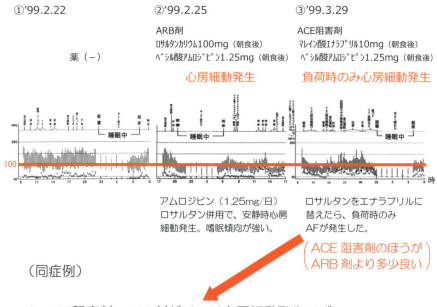

① '99.2.22
薬（−）

② '99.2.25
ARB剤
ロサルタンカリウム100mg（朝食後）
ベシル酸アムロジピン1.25mg（朝食後）
心房細動発生

アムロジピン（1.25mg/日）ロサルタン併用で、安静時心房細動発生。嗜眠傾向が強い。

③ '99.3.29
ACE阻害剤
マレイン酸エナラプリル10mg（朝食後）
ベシル酸アムロジピン1.25mg（朝食後）
負荷時のみ心房細動発生

ロサルタンをエナラプリルに替えたら、負荷時のみAFが発生した。

（ACE阻害剤のほうがARB剤より多少良い）

（同症例）

◎ ACE阻害剤・ARB剤だけでは心房細動発生せず

④ '99.4.16
マレイン酸エナラプリル10mg（朝食後）
AF(−)　負荷(−)

⑤ '99.5.6
ロサルタンカリウム50mg（朝食後）
AF(−)　負荷(−)

5　血圧が低い人でもARB剤・ACE阻害剤投与で二段脈解消

◎　多発性心室期外収縮の患者にARB剤で正常化

　血圧が低い人でも、多発性心室期外収縮の患者にARB剤投与で、EKGが正常化し、QOLは良好。ストレスを減少させ、臓器を保護する。

【症例】48歳　男性
　　㋑投与前
　　㋺投与後

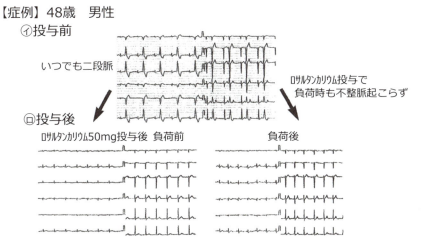

◎　臓器保護剤のロサルタンカリウム（ARB剤）・コバシル（ACE阻害剤）投与により、以前まであった不整脈がなくなり新聞配達がどんどんできるようになった症例

【症例】49歳　女性（151cm　46kg）主婦
　　㋩ロサルタン投与日内変動　　　　㋥コバシル投与日内変動
　　'99.6.7　　　　　　　　　　　　　'99.7.26
　　ロサルタンカリウム50mg（朝食後）　　ペリンドプリルエルブミン2mg（朝食後）

ACE阻害剤のほうが多少良い

6　低血圧者にも活動時ACE阻害剤を投与

　活動時の過緊張による疲れで、夕方の低血圧をきたして、過労感が強かったが、投薬により過緊張もとれ、夕方の低血圧もなくなって、本人は喜んだ。（服薬しても睡眠時血圧に変化なし）

【症例】53歳　女性（150cm　53kg）調理師

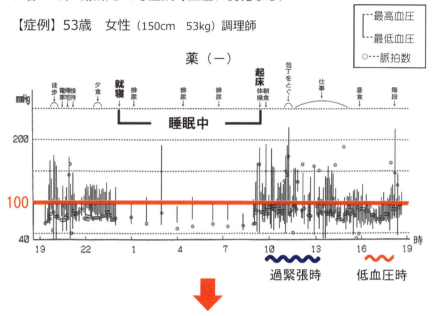

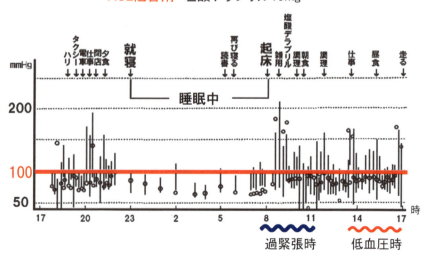

7　動脈硬化が強い心不全（心拡大、VPC、T-change）にはARB剤＋少量のカルシウム拮抗剤が良好

◎　アムロジピン2.5mgより、ハサミで切って1.25mgのほうが良い例

【症例】93歳　女性（131cm　31kg）無職

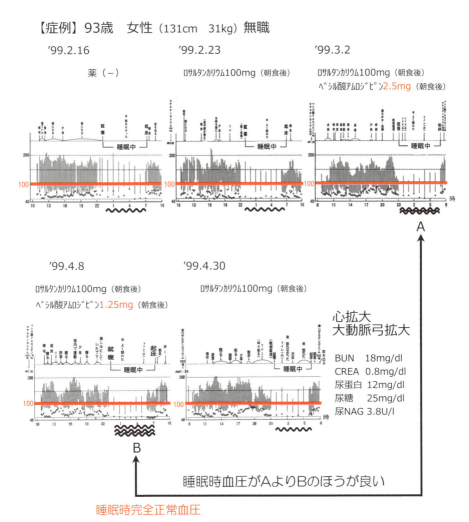

睡眠時完全正常血圧

8　ARB剤

1、QOLを最も良くする
2、心機能を助ける

　◎　ロサルタンカリウム（ニューロタン）

【症例】62歳　女性

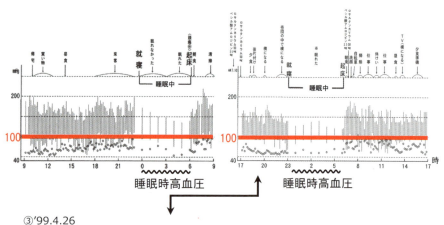

③ '99.4.26

ロサルタンカリウム150mg（朝食後）
（ARB剤）

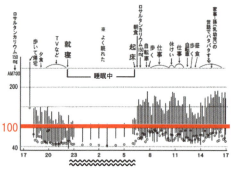

ロサルタンカリウムはQOL↑↑
完全な睡眠時正常血圧になり、良く眠れた。

カルシウム拮抗剤の
　アムロジピンを中止したほうが、
　睡眠時完全正常血圧となる。

9　一万歩／日で投薬より効果あり

◎　一万歩以上歩くと血圧は下がる

【症例】75歳　男性（162cm　71kg）無職

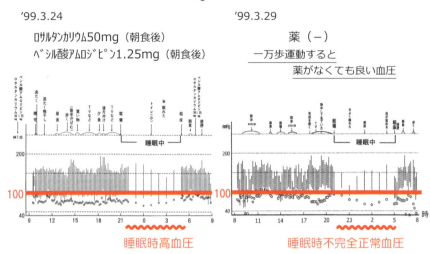

10　好きな庭園で力仕事を3時間した日は、薬を服用し怠けていた場合より睡眠時血圧良好

【症例】80歳　男性（170cm　56kg）無職

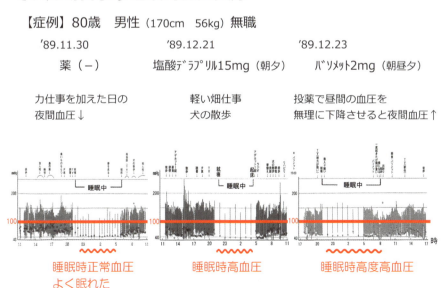

F　最適な治療とは

（1）　血圧は下げたら良いというものではない！

①　とにかく血圧というものは、単なるバイタルサインで、感染症でいうならば熱に相当するものです。熱を下げたからといって病気が治るものではありません。熱を下げただけでは菌が暴れてしまい、逆に病気が進むのと同じように、瀉血をして血圧を下げても、脳貧血をおこす危険が出てきてしまいます。

　ですから、血圧が上昇している原因を取り除いたことで、結果的に血圧が下降し長生きしたというようにすることが非常に重要です。

　血圧を下げる血管拡張剤などは、流れを良くしたい硬い血管をひらくものではありません。柔らかい、まだ元気な血管（顔やお腹の血管）ばかりがひらいて、肝心の、動脈硬化のある脳や心臓の硬くなった血管をひろげる血管拡張剤というものはありませんので、心臓や腎臓の負担を減らすことはできても、脳貧血を起こす危険をはらんでいます。

②　ACE阻害剤、ARB剤は時には規定以上に使うと良くなることがあります。

③　不整脈
（1）不整脈薬服用でかえって早死に。世界的に有名な統計があります。
　　不整脈の薬を服薬すると、脈は整っても、服薬しているほうが、早死にであったことが、統計上出てしまいました（1991年に「New England Journal of Medicine」に発表されたCAST試験より）。

（2）早寝して、よく睡眠をとること（PM8時就寝が理想）
　　馬がびっこをひいた時、ムチを打てば、馬はしゃんしゃん歩き出すでしょう。が、しかし、その馬は早死にでしょうね。
　　馬を良く寝かせて、体を休めてから歩かせれば、びっこは治るでしょう。
　　それと同じように人間も、良く寝るように努力すれば、不整脈も高率に良くなりますよ。試してみてください。
　　なお、ARB剤、ACE阻害剤（臓器保護剤）は服薬したほうが良いです。

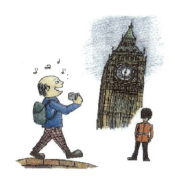

しかし、それだけでは充分な治療とは言えません。血圧はなんといってもストレスによって一番悪化します。いつも鼻歌を歌いながら生活をしましょうね。

歌いながら、夕方ジョギングや歩行もしましょう。眠りが良くなります。旅行もしましょう。これ最高。運動と気分転換ができます。

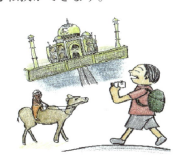

（2）運動の大切さ

　種々薬物療法だけでは万全の治療とはいえません。基本的には、血管の内腔の凹凸を削って、子供の頃のようにつるつるの平らな内腔にしなければ、本当に治療したとは言えないのです。全身の血管内腔をつるつるにすることは至難の業です。そこで、それに最も近い治療は、上記の治療とともに、睡眠を充分とってスポーツドリンクを飲みながら運動をする以外にないと断言できます。睡眠と水分補給を充分しながら、毎日1万歩、歩いたり走っていれば、まず安全です。

　それは、運動以外のすべての治療は、その場を少し補足できても、老化を防いだり、改善することはできないからです。なぜなら、人間も動物に生まれた以上、運動して日々体を鍛えていないと衰える一方だからです。大事にされるほど老化現象は進んでしまうのです。

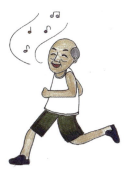

例えば、20日間指にギブスをしていましたら、指は動かなくなってしまうんですよ！　また、大げさに申しますと、2週間運動しないでいますと、人間は精神異常状態になってしまうんです。

　ですから、人もその年齢に見合った程度の運動を行いましょう。まず、歩行から始めて、鼻歌を歌いながら、毎日10分間くらいはしないとバチがあたるかもしれないと悟ってください。

そうして、半年毎に５分くらいずつ運動を増やしながら何年も続けていると、だんだんと多くできるようになりますし、毎日続けていれば、年数を重ねるにしたがって必ず運動量は増え、３年で40分も運動するようになり、やがては走れるようにすらなっていくものです。

　（こんな話があります。）京大病院では、心筋梗塞のため救急車で運ばれた人でも、１週間も経つと、近くの体育館に連れていかれ、１時間の運動療法が行われます。

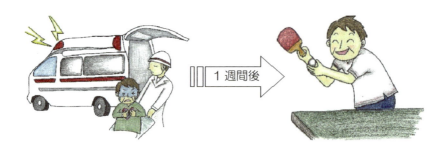

　これはどういうことかと言いますと、心筋梗塞を引き起こした部分の血管を、例え切り取ってつなぎ合わせたり、風船療法で膨らましてみても、それまでの生活習慣を変えなければ、２年もすると 80％以上の方々が結局はまた同じことを繰り返すだけになるからです。つまりは、睡眠不足と相変わらずの食生活と運動不足によって、次第にまた血管が詰まってしまうようになるのです。

　しかし、運動をすると、そのような動脈老化を防ぐことができます。このことに気づいてから、京大病院では、先程のような患者さんにでも、倒れた１週間後から早速、運動療法を勧めるようになったのです。毎日１時間の運動（例えば、20分準備体操、５分休んで20分卓球、５分休んで20分整理体操）を半年間続けることによって、血管の動脈硬化が改善されてくるという報告がなされているのです。

　しかも、心臓の冠動脈だけでなく、全身の血管が少しずつ良くなっていくわけですから、ひいては脳卒中も起こしにくくなるのです。そうして努力していると、全身の血管の老化も防げ、なおかつ筋肉も鍛えられ、頭のボケる率も下がり、やがてはオムツのいる日々がくるのも遅らせることができるでしょう。

"睡眠をしっかりとって水分（電解質液）を充分とって運動療法をするに勝る治療は、これから1000年経とうとも、出てくることはない"
ということを、是非とも理解していただきたいのです。

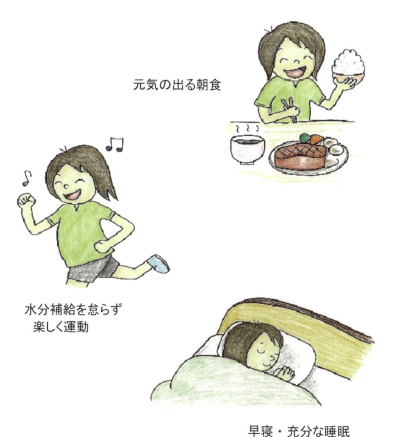

元気の出る朝食

水分補給を怠らず
楽しく運動

早寝・充分な睡眠

G　めまいと頭痛について

（1）　脳に酸素とブドウ糖が不足するとめまいがおこる

① 　めまいとは、不整脈や脳実質、脳血管、頚動脈や椎骨動脈、耳に異常がない限り、ほとんどが脳に充分な酸素やブドウ糖が行き渡っていない時に起こる現象です。これがいわゆる、**脳貧血**なのです。
　めまい、ふらつき、しびれも起こりやすいですが、頭痛だけの方も多いですよ。

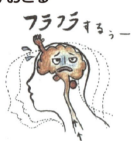

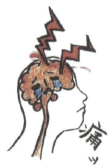

② 　脳細胞というのは、若い人でも２分間酸素が届かなければ、永久に死滅してしまうほど弱い細胞で、時には非常に危険なこともあります。
めまいが起こったらすぐに頭を心臓より下げて、脳に充分血液が行き渡るようにしてください。それが遅れると３、４日頭痛症状が残ることがあります。

③ 　特に血圧の低い人が、急に立つとさらに血圧が下がり、脳に血液が届かなくなって、めまい起こすことは皆さんもよくご存じですね。しかし、低血圧の人ばかりでなく、血圧の高い人も、よくめまいを起こします。

④ 　若い人の場合は、血圧が上がれば脳により多くの酸素が行き渡りますが、高血圧の人は血液を送り出す心臓の力が強くて、血圧が上がっているわけではないのです。動脈硬化によって細くなった血管は、血液が通りにくくなって、脳貧血になりやすくなっています。やむをえず、心臓や腕の血圧が高くしているというだけで、肝心の脳には、血液は行きにくくなっているのです。血圧を上げて、やっと脳細胞に血液が届いているという状態なのです。

⑤ 　そのため高血圧の人の血圧が普通の人と同じ血圧に下がると、脳にはさ

らに血液が行かなくなり、めまいが起こりやすくなります。

　ですから、高血圧の人は、常日頃から脳に充分な酸素とブドウ糖が行き渡りにくくなっている状態だということを理解していただきたいのです。

⑥　自分はいびきをかいて寝ていないと思う人も、睡眠時無呼吸症候群がないか調べてみましょう。この場合は、マウスピースを口腔外科で作ってもらうだけでピシッとよくなります。頭重感や、ぼけが治ります。ただし、高度の方はCPAP（人口補助呼吸器）の併用を必要とすることもあります。

⑦　脊柱管狭窄症の方は、その治療をしましょう。眠れるようになります。
　脳脊髄液還流が悪くなっているのが改善され、頭の働きが良くなります。

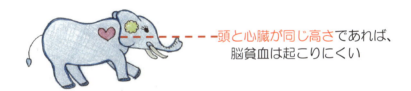
頭と心臓が同じ高さであれば、脳貧血は起こりにくい

（2）　めまい・しびれ・頭痛は

　特別な場合以外は、朝食を落ち着いてしっかり食べない人が、圧倒的に多いですよ。

　早夕食・早寝・早起き・しっかりした朝食はここでも大事。

　以上のことを行っても、めまい・頭痛がとれない時に、初めて他の疾患を考えましょう。

　特に、頚動脈エコーは大事です。その他、脳・頚部のMRI・MRAもしてください。

（3）　よく寝ていないと、血圧が下がった瞬間に脳が血管を収縮させて、血圧を上げる脳神経血管反応ができません。
　早寝して良眠をとってください。

（4）　デスクワークのような、じっとしていて動かない生活は、下半身に血液が集まって脳貧血を起こして、めまい、ふらつき、頭痛の原因になることがあります。

ときどき運動したり、ちょこちょこ歩きましょう。めまいを起こしたら、すばやく四つん這いになって、頭を心臓より下げて頭に充分血液が行き渡るようにしましょう。

（5） 血管収縮不全

　夏の急激な高温多湿、火傷によるショック、食物によるアナフィラキシーショックなどを起こした場合や、大きな精神的ショックによる虚脱状態により、血管が開きっぱなしになり、ショックになることがあります。

　そういう時は心臓がいくら頑張っても脳に血液は届かなくなります。即、下半身を上げて、頭を低くし、点滴をして、体を冷やしてください。

　血管の径が大きくなった場合を想像してみてください。送り出す力が強くても、血管内容積が増えすぎていて、目的の脳にはなかなか届きません。このような血圧低下は、それほど多く起こることはありませんが、初夏に急に炎天下に外に出るような場合や入浴時、特にその直前の食事摂取量が少ない時には注意してください。立つと脳貧血を起こします。水分摂取を充分にしてから、外出したり入浴してください。

　ただ同じ血液量の場合、睡眠不足だと脳の血圧脈調節機能がのろまになって、起立性調節障害を起こし、めまいを起こしやすくなりますので、充分な睡眠をとることも大切です。

☆　特に年をとると、脳の血圧脈調節機能が鈍くなってきますので、寝起きの時には、余計に注意を要します。寝ている状態で、少し首・肩の運動をしてからゆっくりと座ってみて、めまいが起こらないのを確かめてから起き上がるようにしてください。このように、よく噛み丁寧に食べ、腹八分目を守り、睡眠を充分にとることで、ほとんどのめまいは防げるはずです。

(6) 腹八分目が血液量を増やす

皆さんは、安易に思っているかもしれませんが、腹八分目を守ることはとても重要なのですよ。丁寧によく噛んで食べれば、たとえ半分の量であっても、水分と栄養分は腸に残らず、よく溶けて血液の方へ行き、血液量を増やします。逆に、早食いをすると、消化不良になって腐ったりして排便され、血液量が減り急に立ち上がったりするとめまいを起こします。血管の中に栄養や水分が入らなければ、食べたと言えないのです。

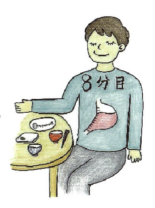

(7) 水分やお茶だけをこまめに摂ることは危険

熱射病にならないように水やお茶を飲むと、その水分は必ず、尿や汗となって30分くらいで体外に出ていきます。その時、塩分(電解質)も一緒に出ていきます。そうしているうちに、塩分が体から無くなって血圧が下降し、ショック状態になってしまいます。

ですから、水分摂取する時には、必ず塩昆布や梅干、漬物なども食べるようにしてください。また、市販の電解質液やスポーツドリンクが良いです。

むしろ、梅干や漬物などをしっかり食べておくほうが、血圧がしっかりしていて熱射病になりにくいでしょう。

減塩；とんでもない

　減塩、減塩と叫ばれ、塩を止めて、合成保存料、着色料、甘味料等をあらゆる食品に添加するために、肝臓障害（γ-ＧＴＰ上昇）や、子供の情緒障害者が増加しています。

皆さん！　これで良いのですか！！
そんなに、塩は悪いのですか？

第Ⅱ章

長寿
漬物も上手に食べなきゃ

（1）47都道府県別平均寿命
（2）塩は寿命を縮めるでしょうか？
（3）長野県人の生活　〜1日7回お茶と漬物〜
（4）塩を恐れてなめないよりも、
　　 必要に応じて適切に摂取するほうが長生き
（5）長野の子供への教え
（6）長寿の主因はストレス回避と先に希望が見えること
（7）一人当たりの医療費
（8）ところで

附1　　ストレス回避策
附2　　血圧を下げる ☆★カリウム含有量★☆
減塩推奨説に対する反論

> 世界一、長寿の国は日本！
> それでは、世界一長生きな県は
> 　　　　　　　　　どこですか？

　実は20数年前から**世界一の長寿県**は沖縄県から**長野県**（男性）に変わってしまいました。2010年からは、**男女とも長野県が世界一**となりました。
　ただし、100才以上の方はまだ沖縄県のほうが多いようです。

長野、滋賀、福井が長寿

　食塩摂取の最も少ない沖縄県男性が、1985年には長寿1位、1990年は5位、2005年には25位、2010年ついに30位にまで落下しました。女性も1位から3位に転落。塩分摂取量が全国で4番目に多い山形県が、28位から9位に長寿順位を上げ、食塩摂取量全体で5位（2002年）‐7位（2006～2010年）の長野県が男女とも長寿1位（2010年）です。2位は滋賀県、3位は食塩摂取量5位の福井県です。病人と肥満の人以外の減塩が長寿に繋がるとはとても思えません。**塩分も無駄に多く摂取してはいけませんが、摂るべき時は摂ることが必要**かと思われます。

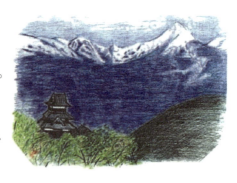

（1） 47都道府県別平均寿命

【男性　2005年】

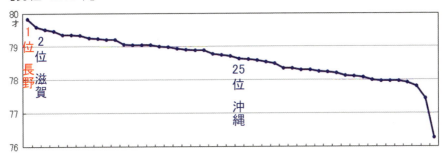

【男性　2010年】

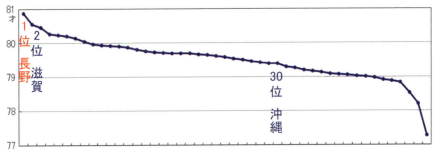

資料出所：厚生労働省　都道府県別生命表の概況

　長野県では、80才の男性では「まだ若造だよ、もっと働けよ」と言われますね。現に、高齢者の就業率が高いです。

【女性 2005年】

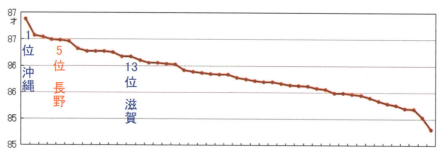

【女性 2010年】

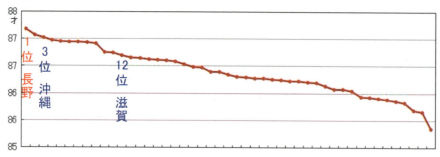

資料出所：厚生労働省　都道府県別生命表の概況

長野県では、女性は87才ではまだお嬢様！「頑張ってね」と言われますね。

（2）塩は寿命を縮めるでしょうか？

学者は沖縄県の人に長生きな人が多いのは他府県の人より塩分摂取が少ないせいだと説明してきました。

このことは本当でしょうか？

長寿県の上位1位から7位までの一人当たり食塩摂取量順位は、ばらばらです。

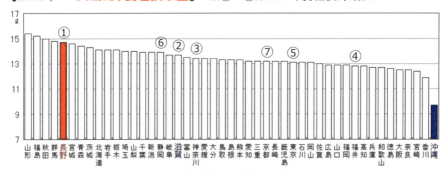

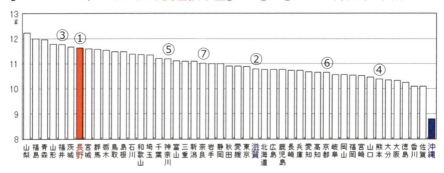

世界一長寿の日本人は外国人の２倍の塩分を摂取しています。

※ その中で、一番の長寿県である長野県（山岳高冷地、人口：2171千人）は寒いところ。味噌大好き。漬物大好き。2005年のデータでは、一日15gの食塩を摂取していて、47都道府県中５番目に食塩摂取量が多くなっています。

※ 山形県は日本第４位の多量食塩摂取県ですが、2005年には男性長寿28位から2010年には９位と、長寿に急成長しています。長寿３位の福井県は食塩摂取では第５位です。

※ 沖縄は、食塩摂取量が47都道府県中、極端に少なくなっていますが、小さい島国ですので、海からの風雨で土壌に塩分が多く、摂れる野菜・米等すべてに塩分が多く、直接塩分として摂取しなくても、血液に入っている塩分濃度は、他府県人とあまり変わりないとも考えられます。

（３） 長野県人の生活　～ 1日7回 お茶と漬物～

① 日の出前の暗いうちに、お茶と漬物。　そして１～２時間くらい働く
② 朝７時頃朝食
　　ご飯の最後に茶碗をお茶と漬物で最後の一粒までこそいで食べて飲み干す
③ 10時ごろまで働いて、お茶と漬物
④ お昼まで働いて、ご飯とお茶と漬物
⑤ お昼寝15分くらいしてから働く
⑥ 午後３時にお茶と漬物
⑦ 夕方まで働いて、夕飯とお茶と漬物
⑧ よなべ仕事をして、午後８時にお茶と漬物
⑨ 午後９～10時就寝

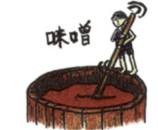

☆ お茶やコーヒータイムがあること自体がストレスを和らげ、精神的安らぎをもたらし、長寿に繋がる。

◎ 長寿第２位の滋賀県、第３位の福井県にも、以上の慣習が残っているようです。

（４）塩を恐れてなめないよりも、
　　　　　必要に応じて適切に摂取するほうが長生き

① お茶は利尿剤

　お茶には利尿作用がありますので、お茶だけ飲んでいたら、尿量が増加して、脱水と塩分（電解質）不足になります。したがって、お茶を飲んで尿量が増えた時は、漬物で塩分補強が必要です。毎日、お茶と漬物の両方を２時間毎に摂取するとは、祖先が考えた、真に理に適った摂取方法ではないでしょうか。
　たいへんすばらしい！

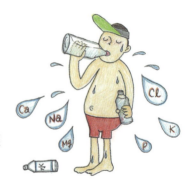

② 水も酸素も摂りすぎたら病気

　地球にある全ての物質が人間の体内にありますし、必要です。しかし、その物質が濃すぎても薄すぎても、疾病を起こすことは自然の摂理です。塩だけでなく、水も多く摂りすぎたら死んでしまいます。医学部を卒業した記念にゴルフをし、汗をかいてお茶・水を飲み、また汗をかいてお茶・水を飲んでいるうちに、体の塩分類がだんだんなくなってきて、ついに心臓が止まり死んでしまった人がいます。その親が医者でありましたので、

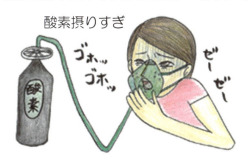

そのことを本に書いた人が、40年くらい前にいました。その時、漬物があったら死なずにすんだでしょうね。酸素も濃すぎたら酸素中毒を起こします。100％の酸素を吸っていますと、7時間で気管支粘膜が炎症を起こしてきます。

③ カリウムとマグネシウムは血圧を下げます

　人間が生きていくのに一番大事な栄養素は、なんといっても水分、そして電解質です。電解質の内、塩分とカルシウムは血圧を上げますが、カリウムとマグネシウムは血圧を下げます。そのバランスを常に"お茶と漬物"で加減しています。つまり、お茶で水分を多く摂って塩分を薄めています。塩分が不足した時、すなわち汗を多くかいたり、排尿したら"お茶で水分とカリウムを摂り塩分を濃くしないようにしながら"漬物を食べ、ひじき等の海藻類、そば等のマグネシウムの多い食品もつまみにし、塩単品ではなく塩分とカリウムも摂取して、2時間毎に調整しています。この2時間毎というのが大事で、遅くなって電解質を補っても、時既に遅しです。体力を消耗し、気力も失ってしまいます。疲れ、過労が増えるだけです。2時間毎に脱水を防ぎ、電解質を補正して、血液や尿が濃くならないようにして血圧を維持し、排尿して疲れを取っています。塩分は気力の源であり、胃液（塩酸 HCl）を作る源でもあります。また、長野県は野菜摂取量も非常に多い県でもあります。だからこそ、漬物も元気の源として役立って、長寿1位になれた一因ではないでしょうか。

漬物は塩も多いがカリウムもマグネシウムも多いし、漬物や野菜とお茶はカリウム、マグネシウムが非常に多いということを世の中の人は理解していないので、塩の方だけ強調され、誤った方向に話が向いていると思います。

　長野県の野沢菜の生産者は、世の中が減塩を叫ぶので、売る漬物は薄味にしていますが、社長は昔ながらの漬物にさらに醤油をかけて食べています。病人ばかり診ている医者は、塩の悪影響ばかり考えているので、病院に来ないような元気な人のことがわからないのです。長野県は医療にかかっている人が非常に少ないのですから。

④　一日の摂取量

　塩も他の物も、1日何g摂取と決めるべきものではありません。労働や運動によって消費された電解質は、当然、口から還元させてやらなければなりません。汗と尿に出て行った電解質量に応じて、それなりに水分とともに電解質を摂取しなければ、かえって病が起こります。血圧も維持できません。その時のその人の活動量によって、必要量は当然異なります。1日何g摂取と決めるべきものではありません。必要とする時にすばやく摂取しないと、血圧が維持できません。元気もなくなります。元気の出ない毎日は、かえって寿命を縮めます。

　無論、必要のない塩分は、出来るだけ控えた方が腎負担は減りますが、長寿には、塩分よりもストレスの方がはるかに影響が大きいということを強調したいのです。

⑤　高血圧の人も塩分摂取が少なすぎる方が問題

　世界で有名な医学誌Lancetの2016年5月20日号に、Mente氏らが13万人調査して塩摂取による心血管イベント・死亡リスクの発生率を発表。

①低塩分摂取（7.5g/日）は高血圧症者でも心血管イベント・死亡リスクが増大

②高血圧症でない人は塩分摂取が多くても（15g/日）リスクは増大しない

- 入院高血圧者に1日6gの減塩治療で、50人中29人に有害事象発生

（国際医療福祉大学　冨岡氏ら　2016年5月）

※ おそらく、高血圧の要因が塩分摂取によるものではない高血圧症者も、塩分を摂っても心配ないでしょう。

⑥ 頻回の茶水摂取は長寿につながる

　呼気・汗・涙・尿となって、人は刻々と塩分（電解質）と水分を失っています。その為、常に脱水にならないようにしなければなりません。

　朝起きた時は特に重要です。寝ていた半日分の排尿や発汗によって失われた電解質と水分を取り戻すため、しっかりと漬物とお茶を飲むことが非常に重要です。冬は、浅漬の白菜、千枚漬、しば漬などの薄味でよいのですよ。

　常に茶水と漬物を摂取していれば、食事時にそれほどお腹が空いていません。したがって、どか食いをしないですね。体重も脂肪も増えません。

　そして、休み休み仕事をしていますので、無理をしません。病を防ぎ、長寿に繋がります。また、夏バテも防げますし、熱中症にもなりません。

―――― 塩分が無いとファイトが出ない人生になり早死 ――――
「塩の無い人間は、しょーのない人間」

祖先が考えた、
　　① 味噌・醤油・漬物・梅干は素晴らしい健康食品
　　② 日に７回漬物とお茶を飲む習慣は最も健康に配慮した安全対策

　　現代人は、塩の悪口ばかり言って、
　　　　　　祖先を馬鹿にしているとバチが当たるかも

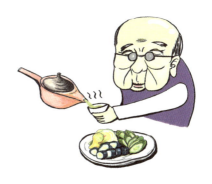

（5）長野県の子供への教え

　　長野県は、冬寒いので作物が採れません。秋までしっかり働いて、食べ物を家畜の分も貯蔵し、着る物も防寒着にし、暖房燃料も蓄え、家屋も耐寒にしておかなければなりません。したがって、24時間しかない1日を効率よく、他の土地の人の2倍も働けるように工夫しなければなりません。

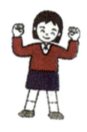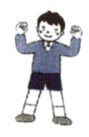

早寝早起き
よく噛め（早食いは早死にの元）
腹八分目（日に7回もお茶と漬物を2時間毎に
　　　　摂っているので、食事の時も大食い
　　　　をしないですむ）
親が死んでも食休み
親よりも立派になれ、それが人間だ！

◎　全県下で各式典には必ず県歌の"信濃の国"の歌を斉唱し、郷土の士気を高めています。
　　これは他府県にはありません。
◎　いつも日本アルプスを自慢し心の喜びにしています。

（6） 長寿の主因はストレス回避と先に希望が見えること

では、長寿の主因はストレスを減らし、意欲を高めることにあるということをお話しします。

① 県民所得と長寿

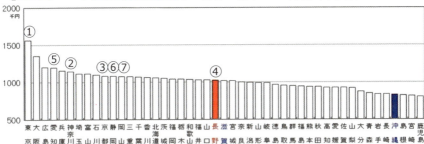

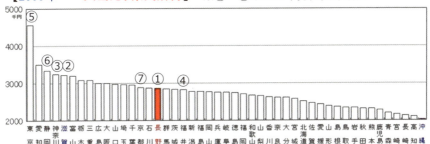

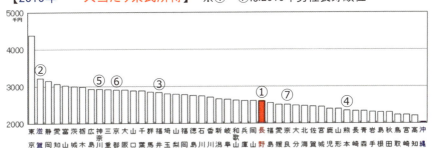

資料出所：内閣府経済社会総合研究所　県民経済計算

※ 一人当たり県民所得が伸びている県に、長寿の県が多かったことが、統計を比較してみますとよくわかります。
※ 近年は、社会情勢の複雑化に伴い、低所得または一定所得以外の方のストレスが増大していますし、また、所得以外の喜びも考慮する必要があるようです。
※ 長野や滋賀、福井のように、所得に伸びのある県や、長野、福井、熊本、神奈川、京都、山形、奈良のようにお国自慢のできる物と田舎をもっている県が、長寿の順位も上昇してきています。

② 沖縄の経済は極端に最下位

温暖な気候で島であるため、農作物にも漁業にも恵まれ、食生活には一年中困らないゆとりが古代より続いていてストレスの少ない地ですから疾病、医療費が少なく、全国一長寿でありました。しかし、この30～40年近代化の波に極端に低所得の沖縄男性はついて行けずに、ストレスを感じているとみえて、1985年長寿1位から1990年5位、2005年には25位に転落し、2010年には30位にまで転落しました。

※ 男性はストレスに対する感受性が強く、苦境時にサポートを求めるのが苦手なために孤立しやすい傾向にあり、沖縄の男子の自殺者数のみが急上昇していることも、ストレスに耐えかねていることが原因であることを裏づけていると思います。自殺の場合、医療費はかかりませんが平均寿命は低下します。しかも、自殺者は氷山の一角であり、その何倍もの人が、生きる意欲の低下によって、寿命を縮めている可能性が充分考えられます。
※ その中にあって、沖縄の女性が長寿1位を占めてこられたのは、所得の喜びよりも、より大きな喜びを感じる生活ができているからだと思います。気候・農作物・漁業に恵まれていることで心のゆとりが有り、年をとっても、のどかに三線を弾いて民謡を奏でている年配の女性が多い(これは有名)。
※ また、沖縄では、お年寄りが敬われ、高齢者が家族と同居をする文化があり、高齢者の孤立化などが抑止されやすい環境であることと、女性の平均寿命というものは、世界的に男性より7～8年長いところへ、全体に占める女性高齢者の割合が多いことから、平均寿命の高さが保たれていましたが、ついに女性も2010年よりその首位を長野県に譲らねばならなくなり、滋賀県にも抜かれて3位に転落しました。さすがに、低所得がこたえたのでしょうか。

③ 長野県の社会情勢の推移

長野県には"姥捨山"（老いたら人は山に捨てられる）という地名が現在でも、唯一残っており、"間引き"（飢饉・寒冷の時に子供を捨てること）という言葉も、日本の山岳寒冷地にある特有の言葉であります。100年近く前まで"家族を捨てなければ生き延びてゆけない"という事実が存在していたことは、これ以上残酷なストレスは起こりえないことを充分推測できる何より重みのある証拠データであると言えます。

※ 東京から北に最も遠方の寒冷地の北海道（人口：5627千人）では、寒冷と低所得によるストレスが大きいため、医療費、疾病が極端に多く死亡率も高いが、同じ寒冷地で高度山岳地である長野県は、鉄道・道路等がこの50～80年で急速に発達したことで、東京という高度経済地により近くなり、その関連で、農業も工業も上手く回転して経済がたいへん豊かになりました。心にも余裕が出てきているためか、医療費も47都道府県中で最低額、北海道は最高額という差となって出てきていると考えられます。

※ 社会状態や環境、経済が一定の時はあまり喜びを感じませんが、経済でも良い加速度を感じている時、すなわち、上昇気流を感じている時に、人々は喜びを最も感じストレスがなくなります。

したがって、経済の発達した近代に所得急増大による心のゆとりが創出できストレスが減少し、喜びが増加したことは、以上のことで明白であり、所得が増加しつつあるという加速度を感じられる県が長寿であると思われます。

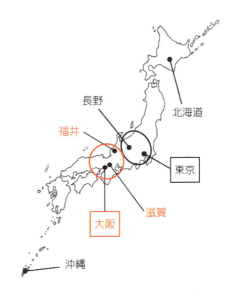

2010年 平均寿命順位	一人当たり県民所得順位				
	1975年	1990年	2000年	2005年	2010年
1位 長野	23位	12位	8位	16位	20位
2位 滋賀	24位	7位	5位	5位	2位
3位 福井	21位	23位	18位	19位	14位

※ 長野のような高岳寒冷地は、特に冬期に食べるもの着るものがない（野菜も育たない、海も遠い、魚もない）、暖まる家と衣類がなければ冬はしのげない。すなわち経済がなければ生きていけない。しかし、先に述べましたように経済は豊かになったのでストレスは減り、希望も増えました。それでも、長野が高岳寒冷地であることは現在も変わりないので、夏場に冬場の食べ物も生産しておかなければなりません。いまだに家事場は不完全な暖房の家が多く、特に冬場の家事はいまだ女性が主であり、寒冷によるストレスは大きいので、女性は長寿5位に留まっていました。が、やっと2010年には、ついに女性も長寿1位になりました。（注：前述の寒さによる血圧日内変動グラフ参照のこと）

④ 都会は短命、悪化の一途

また、2005年から2010年の間に長寿順位は、東京（4→14位）、神奈川（横浜）（3→5位）、大阪（36→41位）、愛知（名古屋）（14→17位）といった都会ほど、長寿順位が落ちてきています。都会は全滅です。食物よりストレスを考えねばならないのではないでしょうか。

すなわち、都会の人為的電気の明かりによる慢性化睡眠障害の生活とストレスの多い生活が、たいへん禍をなしているでしょうね。

(7) 一人当たりの医療費

　一人当たりの医療費は、長野、続いて沖縄が極端に少なく、医者にほとんどかかっていません。日本は医療制度、生活保護制度がよく整備されていますので、疾病数と医療費には良い相関関係があると考えられます。つまり、医療費が少ないということは疾病が少なく、平均寿命も長いということになりそうですが、そうとも言えそうもありません。ここの結論としては、医療費が要るような疾病にかかる前に、平均寿命は決まってしまっているということです。医療費をかけても、それほど長生きにはつながらないということです。

【2007年　一人当たり医療費（全国平均との差）】

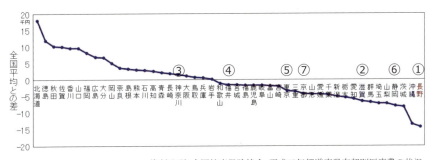

資料出所：全国健康保険協会　平成19年都道府県支部別医療費の状況

【2011年　一人当たり医療費（全国平均との差）】

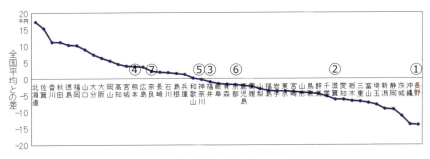

資料出所：全国健康保険協会　平成23年都道府県支部別医療費の状況

（8）ところで

○　次の長寿1位は滋賀県か、福井県かな？　ところで、現に長野県の一人当たりの所得が下がってきています。
　　これからの長野県人は、お坊ちゃまが大人になる時代ですから、精神的上昇気流を感じられなくなれば、短命の方になるでしょうね。長野県が東京圏との関係が密になってきたのと同じように、滋賀県と日本第2位の都市である大阪圏との関係が強くなってきて、映画「てんびんの詩」でもわかるように、長い間、低所得で質素であった滋賀県は、工場等が増加し、一人当たり所得が第2位と急上昇してきて長寿2位になりました。福井、熊本、大分、山形、京都、奈良は長寿順位が良くなってきています。東京、横浜、大阪、名古屋といった都会は全て短命になってきています。自慢できる物と田舎的要素のある所でないと、長生きできないように思います。

○　スウェーデン、デンマークのように、老人介護施設が非常に整ったところより長野県や滋賀県、福井県が長生きであるということを考え合わせると、病になる前の生活に意味深い道理が、以上のような考え方からわかるのではないでしょうか。

◎　長寿であるためには、食べ物よりもストレスの克服と将来に希望が見えることが最も大事であると結論できると思います。

2013年9月改定　アサワ医院　オリジナル

附1　ストレス回避策

① 何といっても睡眠。早く、たくさん寝る。また午後2時迄に30分以内の昼寝。良く寝れば、良いアイデアも浮かび、良い仕事ができます。希望も見えます。
② 日中は、がむしゃらに活動して（日中高血圧）、快く疲れて、良く眠れるようにすること（睡眠時適切血圧）。
③ 話しにくいことでも、誰かに話を聞いてもらう。気が楽になります。
④ 友達（特に親友）を増やす。人に心から感謝すること。自分自身がニコニコできるように努力すると、人が集まる。積極的に、人を喜ばせる発言をする。
⑤ 仕事中も、楽しい音楽を聞きながら働きますと、緊張が和らぎます。
⑥ 落語・漫才など、楽しいテレビを見る。
⑦ 自分が歌う(カラオケなど)。お風呂で歌う。(唇に歌を、心に太陽を？)
⑧ 夕方に、鼻歌まじりで30分以上ジョギングをする。よく眠れ、心と体がほぐれます。
⑨ 夕方に、運動、特に球技をする。仕事を忘れ、心と体がリフレッシュされます。
⑩ 旅行をする。非常に有効（血圧の項を是非参照のこと）。
⑪ 踊りをする。祭りをする。（阿波踊りやフラダンス）
⑫ 子どもや孫と遊ぶ。動物と遊ぶ。
⑬ 趣味をする。
⑭ 太らない程度に、美味しいものを食べに行く。
⑮ おにぎりを作って、見晴らしの良い所へピクニック・ハイキングに出かける。
⑯ 寺社参りをする。お墓参りをする。お経を唱える（心が休まる）。
⑰ 両手を合わせてお祈りをしたり、おまじないをする。
⑱ 巡礼をする（運動になり、また心が休まる）。
⑲ 悟りを開く（例えば、平安時代の貴族よりも、自分の生活は豊かだと考えれば、気が楽になる）。
⑳ コンスタントな生活は飽きてきてストレスを生む。
　 適切に変化させて、心躍る生活にすること。
㉑ 常にストレスを克服し、日々意欲を持って生活すること。

附2　血圧を下げる ☆★カリウム含有量★☆

> 100g当たり　赤字：カリウムmg　青字：塩分mg

1、ずいき
　　　　10000mg　　　　　6mg

2、海藻類
　　　　8200〜4400mg　4200〜2100mg

3、お茶・インスタントコーヒー
　　　　2800〜2000mg　11〜3mg

4、ポテト・さつまいも・よもぎ・納豆・百合根・ほうれん草・きゅうり・銀杏・大豆・里芋・くるみ・にんにく　その他多数
　　　　1200〜530mg　　75〜9mg

5、味噌類・醤油類
　　　　930〜340mg　　8100〜2400mg

6、果物　バナナ（世の中は果物がカリウムが多いと言うが…）
　　　　360mg　　　　　0.1mg

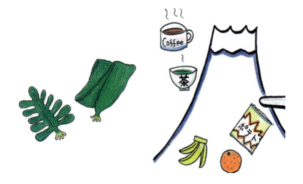

減塩推奨説に対する反論

　日本の東北地方の人々が短命であった理由は、「塩分の多い漬物ばかりを食べていたからだ」ということが、減塩推奨説の有力な根拠になっていますが、果たしてそうでしょうか？

　人間が最低限生きていくためにまず必要な食物は、水と電解質であります。

　度々起こる飢饉による貧しかった時代の東北地方では、電解質のある漬物とお茶は、生き抜くためには、必須の最低限必要な食物ではありませんか！これを食べなければ寒さの中では数時間も生きていられないのです。
　それを、お坊ちゃま医者（研究者）がですよ、「短命になったのは漬物を食べていたからだ」と短絡的に結論づけたのがそもそもの間違い、誤解の根源だと思います。
　私は、「短命の原因は、他に食べる物がほとんど無かった貧乏と寒さ、そしてそれらによる大きな大きなストレスがのしかかっていたからだ」と結論いたします。

　　　　　あなたは、どちらが正しいと思われますか？

　世界で塩分摂取の非常に多かった日本が、長寿世界１位になっていたのに、また、塩分摂取が非常に少ない沖縄県の男性が、都道府県別平均寿命１位から30位に転落しているにも拘わらず、医学界は塩分摂取が短命にしているの一点張りを続けています。
　減塩長寿説が無ければ、塩辛いキムチ（漬物）が大好きな韓国が長寿１位に迫ってくることはなかったかもしれませんね。

第Ⅲ章

あなたも、
あなたも、アレルギー

1　アレルギー症状は抗原よりもその人の元気さで決まる
　（1）大きなストレスは全抗体価を10倍以上に跳ね上げる
　（2）抗体価は月によって、年によって大きく変わる
　（3）元気さは抗体価を下げる
　（4）生活習慣との関係
　（5）IgE値が正常でもアレルギー症状がある
　（6）いつでも喘息を起こしているわけではない
　（7）スポーツ等に夢中になっている時はアレルギー症状は出にくい
　（8）漢方薬の効果
　（9）太陽とホルモンの関係
　（10）世の中のアレルギー解釈の誤り

2　結論　・・・　極論を申します

3　したがって、アレルギーを克服するためには、
　　"気力・体力が出る生活をこころがけねばならない"

附

1 アレルギー症状は抗原よりもその人の元気さで決まる

(1) 大きなストレスは全抗体価 (RAST値) を10倍以上に跳ね上げる
(花粉も食物も同時に悪化)

!! これ見て見て！ 極めて貴重な症例（世界で）!!

(a) ストレスにより抗体価が跳ね上がる〈花粉も食物も〉

※ RAST＝抗体価　　IgE＝アレルギー反応の度合

【Y.A　68才　男性】

テレビ放映された　↓　大盗難に遭う　いずれも10倍以上上昇

基準値：～0.34Ua／ml

項目名称	2005/3/28	2005/5/20	2005/6/20	2005/7/20	2005/8/20	2005/9/20	2005/10/20	2005/11/21
すぎ	6.90 ↑	87.90 ↑	51.60 ↑	38.80 ↑	37.20 ↑	29.90 ↑	27.90 ↑	24.80 ↑
ヒノキ	1.22 ↑	20.00 ↑	13.10 ↑	8.33 ↑	7.37 ↑	8.22 ↑	6.60 ↑	
はるがや	0.73 ↑	10.90 ↑	6.78 ↑	5.26 ↑	4.02 ↑	4.54 ↑	3.69 ↑	3.69 ↑
ぶたくさ	0.74 ↑	9.98 ↑	6.00 ↑	4.70 ↑	3.99 ↑	4.05 ↑	3.68 ↑	3.29 ↑
ハウスダスト	2.05 ↑	6.47 ↑	4.38 ↑	3.58 ↑	2.69 ↑	2.97 ↑	2.69 ↑	2.93 ↑
米	0.75 ↑	12.40 ↑	6.67 ↑	4.89 ↑	4.02 ↑	4.02 ↑	3.47 ↑	3.73 ↑
そば	0.82 ↑	12.50 ↑	6.80 ↑	4.90 ↑	4.24 ↑	4.45 ↑	3.82 ↑	3.62 ↑
大豆	0.58 ↑	9.65 ↑	5.44 ↑	3.96 ↑	3.33 ↑	3.50 ↑	2.84 ↑	2.79 ↑
トマト	0.73 ↑	11.50 ↑	6.29 ↑	4.62 ↑	3.83 ↑	4.29 ↑	3.39 ↑	3.58 ↑
にんじん	0.74 ↑	11.30 ↑	6.64 ↑	5.09 ↑	4.16 ↑	4.41 ↑	3.34 ↑	3.47 ↑
オレンジ	0.63 ↑	10.30 ↑	5.14 ↑	4.13 ↑	3.32 ↑	3.31 ↑	3.11 ↑	3.19 ↑
じゃがいも	0.72 ↑	12.50 ↑	6.39 ↑	4.98 ↑	3.99 ↑	3.98 ↑	3.23 ↑	3.42 ↑
バナナ	0.59 ↑	10.20 ↑	5.56 ↑	4.00 ↑	3.55 ↑	3.14 ↑	2.41 ↑	2.60 ↑

基準値：～170IU／ml

IgE	494 ↑	1089 ↑	729 ↑	688 ↑	719 ↑	715 ↑	688 ↑	642 ↑

(b) 今まで抗体価が異常でなかった品目でもストレスにより抗体価が出現上昇、　また、元気になると消えていくものもある

基準値：～0.34Ua／ml

項目名称	盗難前	2005/5/20	2005/6/20	2005/7/20	2005/8/20	2005/9/20	2005/10/20	2005/11/21
イワシ	LT0.34	出現 → 2ヶ月で消失	0.49 ↑	0.36 ↑	LT0.34	LT0.34	LT0.34	LT0.34
アジ	LT0.34	出現 → 1ヶ月で消失	0.36 ↑	LT0.34	LT0.34	LT0.34	LT0.34	LT0.34
カレイ	LT0.34		0.35 ↑	LT0.34	LT0.34	LT0.34	LT0.34	LT0.34
サバ	LT0.34	出現 → 消失 → 出現	0.69 ↑	0.42 ↑	0.41 ↑	0.38 ↑	LT0.34	0.46 ↑
キウイ	LT0.34	出現 →	4.13 ↑	2.89 ↑	1.94 ↑	1.61 ↑	1.27 ↑	1.04 ↑	1.21 ↑
α-ラクトアルブミン	LT0.34	出現 → 1ヶ月で消失		0.35 ↑	LT0.34	LT0.34	LT0.34	LT0.34
羊肉	LT0.34		0.53 ↑	LT0.34	LT0.34	LT0.34	LT0.34	LT0.34
モールドチーズ	LT0.34	出現 → 1ヶ月で消失	0.56 ↑	LT0.34	LT0.34	LT0.34	LT0.34	LT0.34
カカオ	LT0.34		0.51 ↑	LT0.34	LT0.34	LT0.34	LT0.34	LT0.34
イヌ皮屑	LT0.34	出現 →	0.55 ↑	0.48 ↑	0.39 ↑	0.41 ↑		

このようなびっくりデータが判明したのは

1、これは小生の例ですが毎月RASTを測定していたこと（他には例を見ない）
2、テレビ放映された大盗難という誰でも大きなストレスとわかる事件が発生したこと
3、しかもその変化が10倍以上であったこと（文句のつけようがない変化）
4、花粉だけでなく食品に至るまですべてが同時に上昇したこと
5、いままで異常でなかった品目が、ストレスで多数上昇した

等を勘案すると、極めて意味のある重みのあるびっくりデータということになると考えます。

以上から、ストレスはアレルギーに多大な影響を及ぼすことが判明しました。

（2） 抗体価は月によって、年によって大きく変わる (知らない人が多い)

例えば 《 スギ 月別・年別 RAST変化 》 【Y.A 男性】

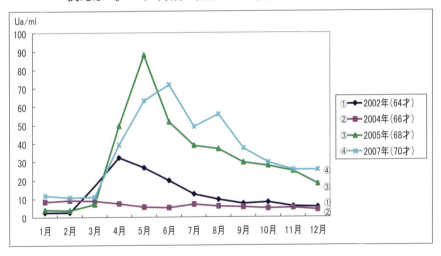

無論、スギ以外もすべて同じような変化です。

（3） 元気さは抗体価を下げる

　3年間を比べると、心身が元気な時は最多花粉飛散年でも抗体価最低最少飛散年でもストレスが強いと抗体価は最大となる。

【E.H　55才　女性】

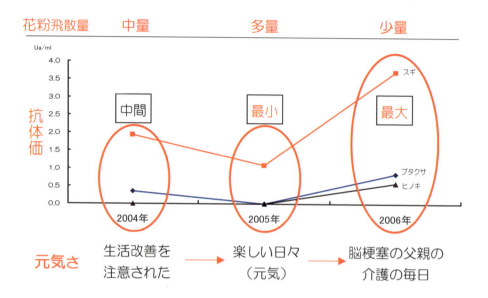

　2005年は花粉の飛散がたいへん多かったのですが、この方は、前年にアサワ医院で生活改善を指摘され、改革して日々元気に過ごしていたため、抗体価が前年より下がり、軽い症状ですみました。ブタクサは0値に、スギも1/2値に減少しました。なお、私はこの年、最も抗体価が上昇して症状が悪化しました。翌2006年は花粉の飛散はたいへん少なかったのですが、父親が脳梗塞で倒れ、家庭での休日のない介護で毎日肉体的にも、精神的にも疲れ果てていたため、抗体価も非常に上がり、近年で一番強く花粉症状が出てしまいました。スギも最大、ブタクサ、ヒノキも0値より上昇し、無が有値になった。要するに、アレルギー症状が出るか出ないかは抗原（花粉）量よりも元気さの方が優先する、すなわち、元気度に決定権があるということです。このようなことは近親者の介護をしている介護者にはよく見られます。また、被災地にも見られているようです。

（4）生活習慣との関係

2015年6月1日～11月7日に
アサワ医院を受診されたアレルギー（花粉症・喘息）の方・・・ 300名
うち、生活に問題がある方・・・・・・・・・・・・・・・・・・・・・・・・・・・ 212名
（就寝時刻が23時以降、朝食を食べない、
　　　睡眠・食事が不規則、昼夜逆転など）

（5）IgE値が正常でもアレルギー症状がある

※ RAST＝抗体価　　IgE＝アレルギー反応の度合

（a）IgE 正常値、RAST 高値
【38才 女性】

項目名称	2014/03/20	基準値範囲
はるがや	0.14	～0.34 Ua/ml
ぶたくさ	LT 0.10	
スギ	30.40 ↑	
ハウスダスト	16.90 ↑	
ヒノキ	5.70 ↑	
IgE	139	～170 IU/ml

アレルギーの度合いを示すIgEは正常値と判定されているが、スギ・ハウスダスト・ヒノキのRASTは高値という検査結果になっている。

（b）IgE 正常値、RAST 正常値で、血清好酸球のみ高値
【65才 男性】

項目名称	2014/08/11	基準値範囲
はるがや	LT 0.10	～0.34 Ua/ml
ぶたくさ	LT 0.10	
スギ	LT 0.10	
ハウスダスト	LT 0.10	
ヒノキ	LT 0.10	
IgE	14	～170 IU/ml
好酸球	10.0 ↑	0.0～7.0 %

IgEもRASTも正常だが、アレルギー症状がある → 好酸球が高値

（c）IgE 正常値、RAST 正常値、血清好酸球も正常値だが
アレルギー症状はある。→ いつかは検査が陽性になり得る

（d）アレルギーがないと思っている人も、時が経って検査してみると、
血清好酸球または RASTが高値のことがよくあります。
また、それが出没します。

（6） いつでも喘息を起こしているわけではない

　アレルギー性喘息の人が、いつでも喘息を起こしているわけではないですよね。どういう時に起こして、どういう時に起こらないかを研究し、いつも起こらないように生活すれば、一生起こらなくてすむわけです。
　アレルギー性疾患は、ご自身のホルモンの出具合にたいへん関係します。
　自分が元気になるほどホルモンはたくさん出ます。例えば、1億円当たったとしたら、くしゃみ・鼻水・鼻づまりもなくなってしまいますし、また、冷たいご飯も美味しく食べられるでしょう。すなわち、嬉しいことがあると、唾液ホルモン、胆汁ホルモン、膵臓ホルモン、血圧が上がり脈も呼吸も増やすホルモン、すなわち、カテコラミンなど、すべて増加してくるということです。
　しかし、一旦嫌なことが起こると、例えば、親が亡くなりましたら、その途端に、美味しいご馳走も「明日にします」という感じになりますね。要するに全身のホルモンが出にくくなってしまうわけです。楽しくして、副腎皮質ホルモンをはじめとする種々のホルモンが潤沢に出るようにすれば、アレルギー症状が消えてしまいます。しかし、1億円などというものは一生に一度も当たらないでしょうし、また、当たったとしたら人生が狂ってしまいますので、毎日をいかに元気に楽しく、心も体も強く鍛えていくかということが、たいへん大切になります。

（7） スポーツ等に夢中になっている時はアレルギー症状は出にくい

　カテコラミンがたくさん出ているからでしょう。疲れていたり、不安やマイナス思考の時には危険です。

（8）漢方薬の効果

　漢方薬がアレルギーにたいへん効くのは、寒がりは、身体を温める薬、暑がりは冷やす薬という具合に、その人の弱いところを強化することにより、症状を治すという考えであり、またアレルギーは本人が元気になれば治るという私の考えと一致しています。

（9）太陽とホルモンの関係

　人間は、晴れた朝には気分もさわやかで、がんばろうと元気も出ますよね。雨の朝は"あぁ、嬉しいな！　元気になるぞ！"とは言わないでしょう。特に朝、太陽の光にあたらないと、脳からセロトニンが出てこず、鬱状態になります。また、体内時計がリセットできなくなります。冬は、太陽光線が少なく鬱状態になり、そこへ、たまたまスギ花粉の時期なので、スギ・ヒノキ花粉が飛んでくるので、花粉症にやられやすい。5月のゴールデンウィークがくると、心が弾んで陽気になるので、ほとんどの人がアレルギー症状が治る。梅雨時も、雨や曇りで太陽光線が少なくホルモンが出にくいので、イネ科にやられやすい。9月も雨が多いため、キク科にやられます。それに反して、夏は太陽光線が強く、セロトニンをはじめとするホルモンがたくさん体から出ているので、陽気になっており、花粉やダニにやられにくいということになります。

（10）世の中のアレルギー解釈の誤り

① 動物と接していると細菌や排泄物等に触れるため、制御性T細胞が増加してアレルギー反応を起こしにくいという説がありますが、高崎山の猿が花粉症をさかんに起こしているので、この説はあやしいです。動物を飼育している時の生活環境（早寝早起等）、また、動物と接する楽しさがストレスを減少させ、元気になって制御性T細胞が増加し、アレルギー反応が起こりにくくなると思われます。したがって、ストレスを減らし、元気になる生活こそが、アレルギー症状を出させなくすると言えるでしょう。

② 都会に花粉症の人が多いのは、排気ガスが多いからだと言われていますが、それよりも、田舎よりいらいらする睡眠不足のストレス社会であるため、ホルモンが沸出していない可能性が大であります。

③ 転地すると喘息やアトピーが良くなると言われますが、空気が変わるか

らではなく、気分が一新されて元気が出るために、ストレスが減りホルモンの出が良くなると考えたほうが合理的である。逆に転地して悪化するのは嫌な気分になる転地だからでしょう。

④　現代は親の生活が悪く（遅い夕食、睡眠不足、朝少食）、虚弱で生まれてくる子が多い時代であるため、肉体的にも精神的にもストレスに弱い人たちの時代でしょう。したがって、アレルギーを起こす人が多い時代と考えるべきでしょう。　花粉量の問題だけではないでしょう。

⑤　一年の中で春は精神的に鬱状態になりやすい時期であるので、アレルギー症状（花粉症）が悪化しやすい時期とも考えられる。つまり花粉量だけではないでしょう。

⑥　寒冷蕁麻疹も、寒さで自分の気力と体力が低下してホルモンが出なくなってしまって蕁麻疹が出るのだと言えると思います。

⑦　血のつながっていない夫婦が同時に花粉症状が出ることが多々みられます。片方に症状が出ると、もう片方も不安感が増強して発症すると思われます。

⑧　スギ花粉の最盛期は３月なのに、１月にトリアムシノロンの注射をしてもその年アレルギー鼻炎が発症しないことが多々あります。
　　本人の安心感がそうさせるとしか考えられません。

2　結論・・・極論を申します

以上、世界でアサワ医院しか持っていない、びっくりデータで分析、検討いたしました。
　そこでおわかりになると思いますが、

（１）　気力・体力が落ちてくると、
　　　　　　　誰でもアレルギー症状が出得る。

（２）　気力・体力が向上すれば、
　　　　　　　誰でもアレルギー症状から逃れることができる。

★　ただし、マラソン喘息のように、口を開いて運動すると、抗原が気管支にどんどん入って、喘息を起こします。なるべく口を閉じて運動してください。

3 したがって、アレルギーを克服するためには、
"気力・体力が出る生活を心がけねばならない"

（1） くしゃみ・鼻水・鼻づまりがあろうとも、口をしっかり閉じて「くそー！鼻でしか息をしないぞ！」と頑張りますと、数分もしましたら、自分自身の体からカテコラミン（ホルモン）が出てきて、鼻が通るようになります。

（2） 逆に、"あー、ダメだ。薬はないかなぁ"と悲観的になりますと、さらにカテコラミンが出てこなくなり、症状は悪化してしまうものです。良く寝て、しっかり朝食を摂って、人一倍体と気力を鍛えてください。

（3） 小生は、84種類調べて71種類にRAST陽性です。検査的に言えば、ほとんど食べないほうがよいということでしょうが、食べなければ死んでしまいますので、開き直ってすべて食べています。時に痒くなるときもありますが、くそっと思って生きています。アナフィラキシーショックを起こすかもしれないと弱気になれば、本当にショックも起こしかねません！

著者の『病(なやみ)があるからこそ人よりも工夫して強くならねばならない』(2011年竹林館)を是非ご参考にしてください。

―― あなたが、気力が、人生を決める ――

附

◆ 附1

(1) 苦しい花粉症や喘息でやむを得ないときは、強力なステロイドを短期間だけ使ってアレルギーによる不安感を払拭してしまう必要があります。不安感は、自分で自分の首を絞めてしまって、さらに症状を悪化させていますので、1回のトリアムシノロンの注射で、非常に心がほぐれ、アレルギーの人の不安感を吹き飛ばすのにたいへん効果的です。

多くの人が1年間効いた、中には5年も効いたという人も出ておられます。実際は20日間くらいしか効果はありません。

アレルギーの不安感を続けていることは、精神的にも、肉体的にも、医療的にも、経済的にも、大きな大きな損失です。

無論、注射治療後は生活を改善しなければなりません。同じ生活をしていたら同じことが起こります。（トリアムシノロンの注射は、年に1回くらいにしてください。3回以上は副作用が心配されます。）

(2) アレルギーは炎症といって火事と同じことです。火が燃え盛っているときには、チョロチョロと水をかけていたのでは火は消えません。悪化していくばかりです。最初に大水をかけねばなりません。

これと全く同じように、アレルギーにとって水に相当するのがステロイドなのです。外国の名医が名言を残しています。ステロイド使用は

　① 遅すぎない（投薬する時期が）
　② 1回目の使用量が少なすぎない
　③ 長すぎない（いつまでもだらだら使うな）と言っておられます。

(3) 皮膚科の先生は最初に最も強力なステロイド薬を使ってから漸減されます。ステロイドの使い方をたいへん良くわかっておられます。

(4) 名薬は使い方しだいで毒にも薬にもなります。

(5) トリアムシノロンの注射は注射後20日間で体から消えていきますので、ステロイドは最初に強く、徐々に漸減しなければならないという理に全くかなっています。服薬ではだらだらしやすいのです。

(6) スギ花粉の症状がきつくなるのは２月末からですが、１月のはじめにトリアムシノロン注射をした結果、その年、症状が出なかった方が不思議なくらい多数おられます。この注射は、20日くらいしか効果がないのですが、過去の経験から、この注射を年に１回打てば、１年間は大丈夫という自信から、ご本人のアレルギーに対する不安感が注射をしたという安心感にかわり、自分の力でその年症状が出なかったとしか考えられません。

　アレルギー治療は不安感を払拭するということがいかに大切かを、延べ25万人以上の方にトリアムシノロン注射をしてきた実感です。

◆ 附２　通年性（ダニアレルギー）鼻炎・喘息は、ダニ対策をしなければ治らない

ダニ退治・・・非常に重要

（これをしっかりしておかないと、治療しても年中、咳や喘息が起こってしまう）

(1) 枕カバー・シーツ・衣類には、50℃以上の熱を加えましょう。60℃だと一瞬で死にます。
（洗濯でも、日干しでも、医学会が提唱しているダニ掃除機でも、生きているダニは取れません。）

(2) ベッド対策
　　とにかく枕はゴミ袋に入れて閉じましょう。（ダニは枕が大好き）

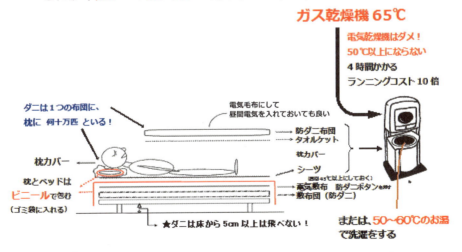

一流ホテルでも、シーツは交換してくださっていますが、前日の宿泊者の湿ったベッド・枕はそのままですね。

◆ 附3

健康革命

　通年性アレルギー鼻炎のほとんどが、ハウスダスト、すなわちダニによるものです。したがって、しっかりダニ退治を行えば症状は起こらなくなります。また、喘息は口呼吸を鼻呼吸に換えることで喘息を起こさなくすることができます。

　アレルギー性鼻炎で来院される、延べ25万人以上の患者さんの99％は生活が悪いです。すなわち寝るのが遅い、寝る時間が短い、夕食が遅い、朝食が貧弱です。

　女性の生理が28日周期であるのは月の回転と一致しています。体内時計は太陽と一致しています。すなわち太陽が暗くしたら寝て、明るくしたら活動すると体内時計やホルモンがよく働き一番元気になります。

　人間は80年くらい前まで何万年間と、夕陽を見たら、暗闇になるから早く食べて寝なきゃという遺伝子を培ってきましたので、夕陽を見ると食欲が出ます。有名な料理屋さんは提灯ランプにしてあります。その方がお客さんが料理を美味しいとおっしゃると経験的にわかっているからです。そして、夕陽とともにだんだん暗くして、午後8時くらいに真っ暗にして就寝して脳波をとるとノンレム睡眠になっていて熟睡しています。子供たちも午後7～8時頃に寝る子が最も成績が良く、短い時間で物が覚えられ、記憶力がよくなります。お相撲の白鵬さんはこのことを知ってか、良く寝て修行に励んでおられます。

　ところが、電気・テレビの時代になって夕飯が5時から6時となり、白黒テレビが6時から7時、カラーテレビが7時から8時と夕飯をだんだん遅らせ、睡眠時間も短くしました。

　昔は赤ちゃんは一貫目、すなわち3750ｇが平均でありました。最近は2700ｇくらいあればよかったと言われます。親の生活が悪ければ、作物である子供も小粒です。すなわち弱く貧弱な子供が多くなります。ここにアレルギー症状や、種々の奇病が起こる起因があるのかもしれません。

　もしも、国をあげて出勤は9時ではなく7時、退社は5時ではなく3時、8時からテレビ放映禁止にしましたら、みんなが健康になり、様々な病気は激減し、子供はいくらでも生まれてくるのかもしれません。

　現にアフリカでは電気がないので、子供はいくらでも生まれています。子供手当てだけでは解決しません。なんでもお金を使えばよいというものではないでしょう。

編集後記

　皆が嫌がるABPMに協力してくださった多くの患者さんたちに報いるために、是非なんとか世の中の人にそのデータを役立てたいと念願していました。

　この本の出版が遅れましたのは、著者が毎日の診療等に忙殺され、余裕がなかったばかりでなく、著者自身が80歳と老化してきてしまったこと、何と言っても、もともと文字を書く能力がなかったため、本に纏めることができませんでした。

　ところが、神様のお助けがあって、そのことに非常に優れた抜山祐子女史が、7年前に本院に就職したことにより、なんとか形にすることができました。

　神様と抜山（現　川松）氏に感謝、感謝です。

　また、出版社社長の左子真由美氏も、当院事務長として25年間もの長期に渡って苦難をなめてこられた方で、この度も本当に親身になって手助けしてくださいました。心より御礼申しあげます。

　故宗藤永恵さんは初期のデータ整理に奮闘してくださいました。今、この本をお見せできないのが残念です。

　また、応援してくださった京都桂病院脳神経内科部長の山本康正先生をはじめとして、京都内科医会元会長の故多田寛先生、京都実地医会の育ての親である故岡田安弘先生、元第一製薬京都支店長の故柴田様、京都大学麻酔科初代教授の故稲本晃先生、武下浩先生、故森健次郎先生、そして東北大学循環器教授の下川宏明先生、名古屋大学、神戸大学、奈良県立大学、高知大学の教授、准教授の先生方にも、深く感謝申しあげます。

平成28年7月1日
浅輪　喜行

■ 浅輪喜行（あさわよしゆき）プロフィール

- 1936年　長野県生まれ
- 1962年　信州大学医学部卒業
- 1963年　京都大学にて7年間心臓疾患手術の麻酔に専従
- 1969年　京都桂病院内科勤務(7年間)
- 1969年　京都府長岡京市にてアサワ医院開業(46年間)
- 1973年　京都大学医学博士号取得
　　　　　　テーマ：心拍出量変動の指標としての脈圧・脈数の意義

〈外来血圧日内変動についての主な発表〉

1990年05月26日　　日本医事新報（第3448号）「6ページに渡って」
　　　　　　　　　分時血圧より見た外来高血圧治療(540例)

仕事中、活動中を通して一日中分単位で血圧測定報告を行った。投薬する時間帯、薬剤の種類によってQOLがたいへん異なる。ACE阻害剤が最も優れている。効果不十分な時にごく少量のCa拮抗剤を追加使用する。低血圧患者に血圧上昇に合わせて、ACE阻害剤投与で良好。

1990年06月27日　　Medical Tribune
　　　　　　　　　降圧治療法・・・私ならこう処方する

夜間血圧が代償性頻脈を起こさないように血圧が下がっていることが重要。ACE阻害剤が第一。そして、抗動脈硬化剤としてごく少量のCa拮抗剤を加える。
世の中は、反射性頻脈といっているが、反射ではなくて血圧の下がりすぎたことに対しての代償性頻脈である。

1991年11月28日　　Medical Tribune
　　　　　　　　　連続血圧日内変動と降圧治療

夜間血圧が代償性頻脈を起こさないように充分血圧を下げることが重要である。高齢者は、Ca拮抗剤は日内変動をみないと危険。

- 1999年11月 8日『10年後の生死が分かる恐ろしい血圧日内変動』(出版)
- 2003年 1月27日『これからは家庭血圧で正しい治療を』(竹林館)
- 2011年 1月 1日『病(なやみ)があるからこそ
　　　　　　　　　人よりも工夫して強くならねばならない』(竹林館)
- 2015年 4月 9日『眠前血圧を4回測れ！―あなたの寿命がわかる』(竹林館)
- 2016年 9月 1日『これ読まずして血圧、長寿、アレルギーを語るなかれ』(竹林館)

アサワ医院　〒617-0813　京都府長岡京市井ノ内下印田 13-4
　　　　TEL：075-953-1990　　FAX：075-953-7615

〈執筆協力者〉

浅輪　信子	見上　真由美	藤尾　立子
伊藤　美和	鶴重　まさ子	吉田　とも子
鈴木　章子	（故）金城　純子	三上　悦子
谷口　育	野町　千鶴子	斉藤　節子
平田　ゆり子	川口　清美	関　晶子
田武　美奈子	久下　かおる	近藤　千年
伊藤　美帆	浜　真弓	畑島　治美
抜山　祐子	川平　佐織	福田　勝美
山口　枝里	楠瀬　靜佳	月足　輝子
葛谷　貢未	松本　百合子	嶋田　千絵子
中井　葉津子	村田　恵子	横井　しのぶ
林　菜々	野々垣　君代	小坂部　昭子
角野　行宏	小林　紗代子	中村　富栄
大槻　晋吾	桑原　栄子	宜保　千賀子
山本　光弘	小川　由美	澤　万起子
加々美　雅昭	藤井　千尋	矢野　恵子
白井　正彦	出口　絢恵	（故）宗藤　永恵
	渡辺　美智	〈挿絵〉
	岡久　和代	鈴木　章子

著書

1　『人生を変える腹八分目～楽しく力強く人生を過ごそう～』
　　　　　　　　　　　　　　　　　　　　　　（1993年11月1日発行）
2　『人生を変える毎日の運動～楽しく力強く人生を過ごそう～』
　　　　　　　　　　　　　　　　　　　　　　（1996年2月12日発行）
3　『花粉症　元気で突破！』　　　　　　　　　（2006年3月17日発行）
4　『養生訓と花粉症　元気で突破！』　　　　　（2007年3月17日発行）
　　　　　　　　　　　　　　　　（2009年1月1日第2刷改訂版発行）
5　『病(なやみ)があるからこそ人よりも工夫して強くならねばならない』（2011年1月1日発行）
6　『眠前血圧を4回測れ！―あなたの寿命がわかる』　（2015年4月9日発行）

これ読まずして血圧、長寿、アレルギーを語るなかれ

2016 年 9 月 1 日　第 1 刷発行

著　者　　浅輪　喜行
編集者　　浅輪　信子
編集補助者　抜山　祐子
発行人　　左子真由美
発行所　　㈱竹林館
　　　　　〒530-0044　大阪市北区東天満 2-9-4　千代田ビル東館 7 階 FG
　　　　　Tel 06-4801-6111　　Fax 06-4801-6112
　　　　　郵便振替 00980-9-44593　URL http://www.chikurinkan.co.jp
印刷・製本　㈱国際印刷出版研究所
　　　　　〒551-0002　大阪市大正区三軒家東 3-11-34

©Asawa Yoshiyuki　2016 Printed in Japan
ISBN978-4-86000-338-8　C0047

定価はカバーに表示しています。落丁・乱丁はお取り替えいたします。